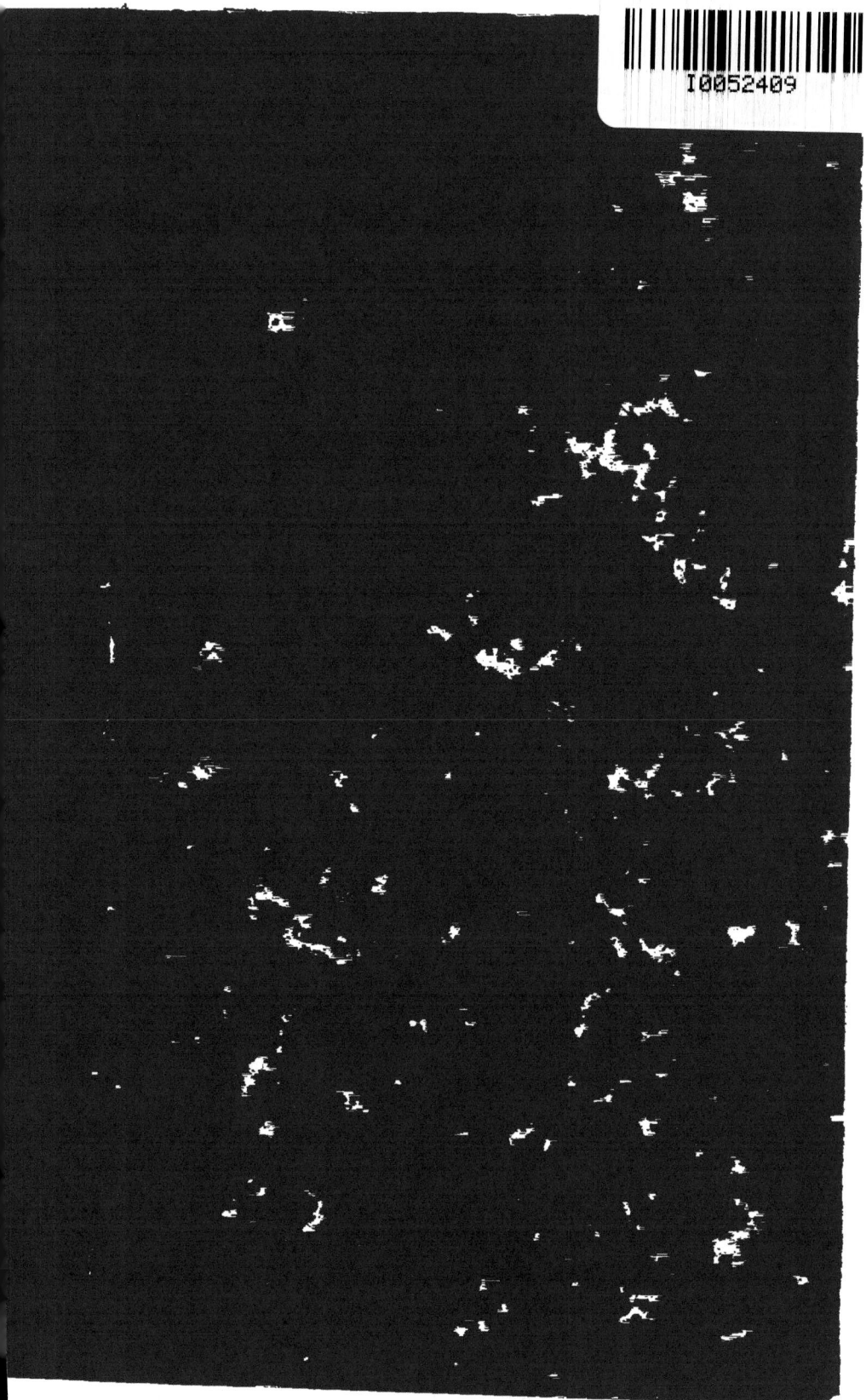

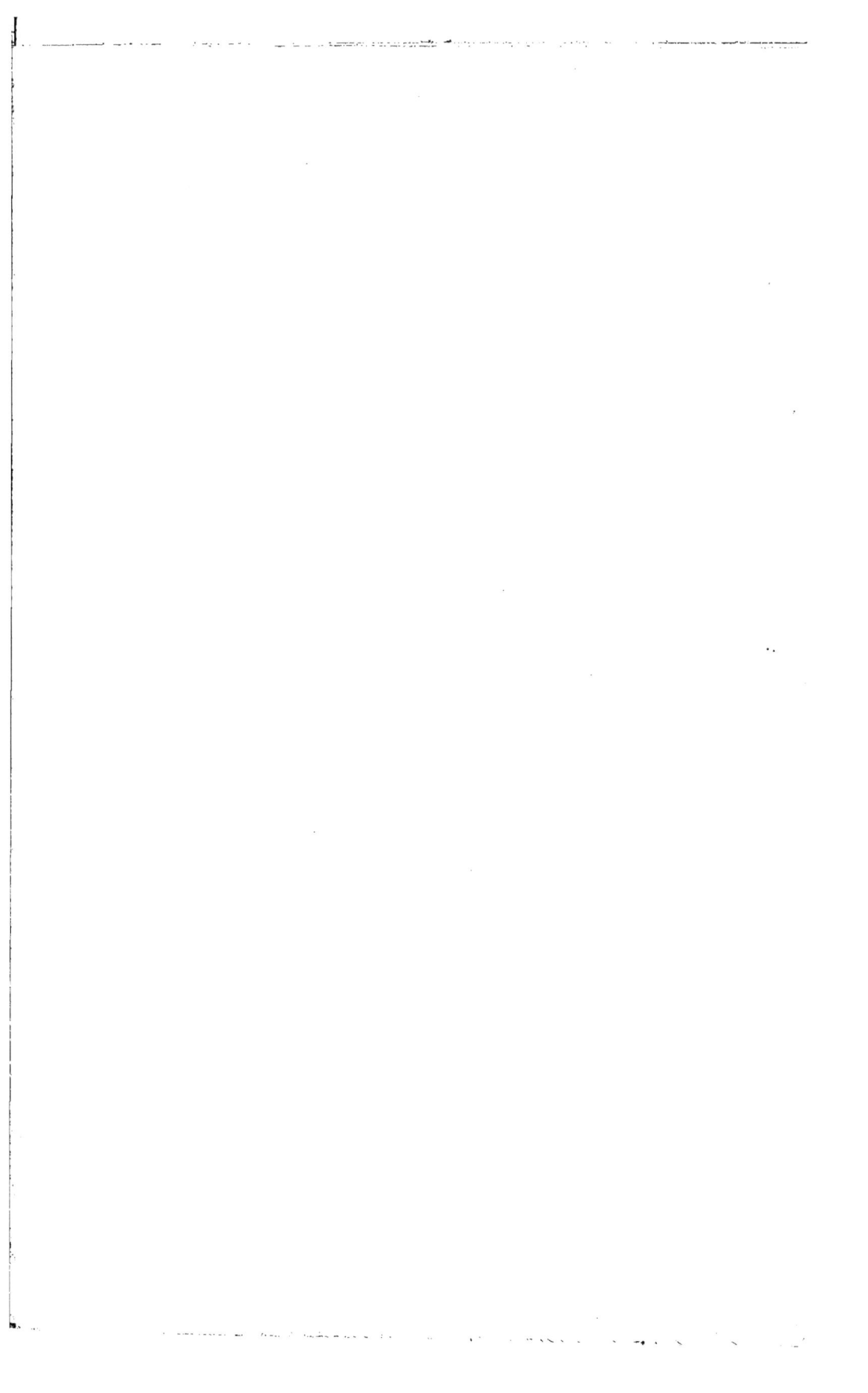

DU

MOUVEMENT ORGANIQUE

ET DE LA

SYNTHÈSE ANIMALE.

RIGNOUX, IMPRIMEUR DE LA FACULTÉ DE MÉDECINE,
rue Monsieur-le-Prince, 31.

DU

MOUVEMENT ORGANIQUE

ET DE LA

SYNTHÈSE ANIMALE,

PAR

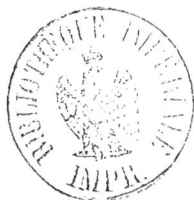

J.-B. DEHOUX,

Docteur en Médecine de la Faculté de Paris.

———— ✦❁✦ ————

PARIS.

ADRIEN DELAHAYE, LIBRAIRE,

place de l'École-de-Médecine, 23.

—

1861

PRÉFACE.

Cet écrit est une œuvre de l'époque, plus encore que la nôtre, je veux dire qu'il n'eût pas été possible de le présenter sous la forme que je lui ai donnée, d'émettre les idées que j'y ai développées, sans les efforts et les travaux qui ont précédé, et surtout sans les travaux modernes. Je mets de côté les quelques idées neuves qui m'appartiennent, pour dire à mon aise que cet écrit renferme des points de vue nouveaux, des interprétations nouvelles, des idées et des explications encore peu connues, mais d'une haute importance et de nature à modifier bien des doctrines actuellement régnantes ; on en jugera déjà par les titres des divers paragraphes. Je néglige la partie historique ; plus loin on trouvera la division des tissus ; je les ai ramenés à la cellule et montré qu'on devait la regarder comme élément actif ; j'ai dû attaquer la doctrine du blastème, de la lymphe plastique, des exsudats, etc., et montrer qu'elle n'explique pas les phénomènes inflammatoires, entre autres ceux de la cicatrisation ; nous lui avons substitué, avec Virchow, la doctrine du développement continu des tissus ; j'ai assigné à la lymphe exsudée un rôle purement nutritif jusque au moment où les vaisseaux de nouvelle formation arrivaient à fournir directement aux tissus nouveaux les éléments nécessaires à leur nutrition. Nous avons parlé de canalicules particuliers destinés à remplacer les vaisseaux sanguins et à transporter les sucs nourriciers. A l'occasion des déplacements moléculaires et du renouvellement de la matière dans notre organisme,

2

j'ai dû parler de la génération des forces. J'ai agité la question du temps nécessaire aux évolutions organiques, donné les caractères du mouvement organique, parlé des affinités des tissus et des liquides vivants, de la suppléance des organes, montré les modifications que le sang subit dans son parcours, étudié l'action de l'air sur le sang et les tissus, montré que c'est avec des propriétés qui le rapprochent de l'ozone que l'oxygène est libéré dans les capillaires; enfin la formule *corpora non agunt nisi soluta* a été l'objet de développements par lesquels j'ai indiqué sous quels états physiques les corps participent aux réactions organiques. Dans une deuxième partie de notre travail, j'ai invoqué quelques exemples de synthèses à l'appui des idées développées dans la première partie.

Il ne m'appartient pas de dire si je me suis acquitté de la tâche que je m'étais imposée; mais j'ai constaté qu'avec les progrès des sciences, les théories vitalistes ont été battues en brèche; quelques-unes même ont été ruinées à tout jamais : telle est celle de la *chaleur innée*. Il était plus difficile de rattacher les manifestations nerveuses et cérébrales aux causes cosmiques habituelles; des enseignements historiques et traditionnels étaient contraires aux doctrines organiciennes; celles-ci regardées comme nuisibles à l'ordre social et religieux. Ce n'a été qu'à la suite d'efforts nombreux que la physiologie, se détachant de la philosophie, recueillant partout les notions qui pouvaient lui servir par leur à propos et leur rigueur scientifique, a pu sonder les mystères de la vie. Mais bien des notions manquent encore et laissent du champ aux théories vagues des vitalistes; a-t-on rien expliqué, en effet, en invoquant des principes vitaux ? Nous ne constatons que des manifestations, et tous les jours on découvre qu'elles dépendent de la matière. De tout temps on s'est trouvé embarrassé pour définir les forces, cela tenait à l'ignorance même des propriétés des corps; la définition la plus large est, ce nous semble, la suivante : *la force est tout motif d'action de la matière;* mais, en nous mettant plus en harmonie avec les idées émises dans notre travail, nous définissons les forces, les *manifes-*

tations et la mise en activité des propriétés de la matière, car la matière en est au moins le dépositaire, et ne les produit jamais sans qu'il y ait des changements d'état quelconques.

Mens agitat molem. Cette formule domine encore la science, mais elle n'est qu'une expression générale et ne spécifie rien. Certes, elle exprime quelque chose de vrai, de réel, mais quel est-il? On constatait des effets, et comme ils ne ressemblaient pas aux phénomènes ordinaires qui s'accomplissent en dehors de l'organisme, on imagina des principes différents et indépendants de la matière. Cela n'est pas suffisant; car, comment comprendre qu'ils puissent se manifester? devront-ils toujours, pour ainsi dire, rester à l'état latent? c'est dans l'étude bien entendue des réactions organiques qu'on doit chercher les causes de la vie, car c'est de là que proviennent les forces dont chaque molécule, suivant sa constitution, son état, ses modifications, est dépositaire, et à l'aide desquelles nous maintenons nos rapports avec le monde qui nous entoure. Mais cette assertion peut n'être que notre conviction personnelle: l'avons-nous appuyée de preuves? Je dois l'avouer, des études nouvelles sont nécessaires; cependant on sait déjà que toute molécule organisée ne maintient sa composition qu'à l'aide de quantités déterminées de forces, de chaleur, d'électricité, etc.; que si cette composition change, ces quantités varient aussi et deviennent insuffisantes ou exubérantes: dans le premier cas, la molécule emprunte et, dans l'autre, elle restitue. La pondération, je me trompe, la mensuration devient d'un secours immense dans l'étude des forces; déjà elle a fourni des notions précieuses aux arts, et les chiffres par lesquels on a représenté les résultats ont toujours été constants dans les mêmes conditions. Ainsi, au milieu des changements d'état et des réactions des corps, on constatait qu'on produit à volonté des forces déterminées; l'analogie portait à se demander si, au milieu des réactions de la vie, il ne s'engendre pas aussi des forces: on doit, il me semble, répondre que, malgré nos connaissances imparfaites et insuffisantes, la vie et les forces proviennent de ces réactions.

Un autre point de vue auquel les études modernes ont déjà consacré quelques efforts, ce sont les directions diverses qu'une même force peut prendre ; en effet, elle se transforme et se traduit par des manifestations variées. Il n'est aucune substance organisée qui présente des preuves plus convaincantes à l'appui de cette proposition, que la substance nerveuse ; vient ensuite la substance musculaire. Aussi, toutes les deux ont une activité sans égale, ce que démontre d'ailleurs l'abondance du sang qu'elles reçoivent.

Nous terminerons en offrant pour sujet de recherches le problème suivant : Compléter l'étude des réactions organiques, et déterminer les caractères et les quantités de forces qu'elles peuvent mettre en évidence.

MOUVEMENT ORGANIQUE

ET DE LA SYNTHÈSE ANIMALE.

PREMIÈRE PARTIE.

DU MOUVEMENT ORGANIQUE.

---

§ 1er. — *Notions préliminaires.*

DÉFINITIONS, HISTORIQUE.

Sous le titre de *mouvement organique,* on entend les mutations qui s'accomplissent au sein des êtres vivants, animaux ou végétaux.

Notre intention n'est pas de parler des végétaux. Ils nous fourniront pourtant quelques notions utiles.

Le mouvement organique est complexe, et c'est à l'aide d'une succession d'actes qu'il s'effectue et se maintient : ce sont la digestion, l'absorption, la respiration, la sanguification, la circulation, l'assimilation, la désassimilation, les sécrétions, les excrétions, etc. Tous les actes que chacune de ces fonctions accomplit se succèdent et s'enchaînent, et il n'existe réellement aucune démarcation qui les isole complétement : tous concourent à la formation et au renouvellement des substances animales, renouvellement indispensable aux manifestations fonctionnelles.

La disposition de nos appareils vivants est telle qu'à la rigueur on peut étudier isolément la digestion, la respiration, la circulation, les sécrétions; mais il est à peu près impossible de séparer l'assimilation de la désassimilation : l'une nécessite l'autre, et elles sont liées si étroitement que, malgré nos connaissances actuelles, on ne peut dire ce qui appartient à l'une ou à l'autre rigoureusement.

Nous parlerons surtout de l'assimilation et de la désassimilation et de leurs rapports avec les autres fonctions.

Par assimilation (de *assimilare*, rendre semblable), on désigne cette fonction en vertu de laquelle les êtres organisés transforment des matières étrangères en leur propre substance, c'est-à-dire leur font acquérir les propriétés des tissus et des liquides vivants. Ces matières étrangères, introduites dans l'organisme, sont toutes également importantes, sans cesse réagissant les unes sur les autres : l'une d'elles ne peut disparaître sans entraîner bientôt une impossibilité dans les phénomènes de la vie.

On désigne plus spécialement par animalisation l'assimilation propre aux animaux, c'est-à-dire le changement des aliments et des boissons en substance animale. C'est le terme le plus avancé de la formation des parties élémentaires des tissus.

La désassimilation est une fonction inverse en vertu de laquelle les tissus et les liquides vivants perdent la constitution moléculaire qui était compatible avec leurs manifestations fonctionnelles : ainsi, qu'une cellule hépatique en se décomposant donne naissance aux acides de la bile, elle s'est désassimilée, car elle ne pourra plus sécréter; mais la bile elle-même a une fonction des plus importantes, et quoique produit de désassimilation, elle subira des transformations qui lui feront perdre ses propriétés digestives et la désassimileront à son tour.

Parler de l'assimilation et de la désassimilation, c'est parler de la nutrition des tissus. Nous avons néanmoins préféré intituler notre travail : *du Mouvement organique* : ce qui permet d'embrasser les connexions qui existent entre la nutrition et les autres fonctions animales.

Le nombre des faits relatifs à la question qui nous occupe, de ceux qui sont connus et positifs, est encore restreint : de là le grand nombre de théories qui ont été imaginées : presque toutes les opinions ont été représentées. Nous nous bornerons à rappeler quelques-unes, surtout celles qui apportent quelque lumière.

Jusqu'en 1812, époque où parut le II⁰ volume du *Diction-naire des sciences médicales*, les données étaient vagues : la nutri-tion se faisait, croyait-on, par une gradation successive dans l'éla-boration des humeurs réparatrices : la lymphe devenait gélatine, celle-ci se transformait en albumine, puis se concrétait en fibrine. On tenait encore peu compte des découvertes remarquables que Lavoisier avait faites dès 1777 (1). Successivement et par des expé-riences rigoureuses sur la respiration des animaux, il avait montré qu'elle dépouille l'air d'oxygène, ne fait subir aucune modification à l'azote et remplace l'oxygène disparu par un volume à peu près équivalent d'acide carbonique. Dès 1777, il avait assimilé complète-ment les actes chimiques de la respiration à une combustion vérita-ble, en vertu de laquelle il y avait « dégagement de la matière du feu dans le poumon dans l'intervalle de l'inspiration à l'expira-tion » (2). C'était le carbone des tissus qui brûlait. Plus tard, en 1785, il admit la combustion de l'hydrogène et son élimination sous forme d'eau ; mais ses conclusions à cet égard étaient moins rigou-

(1) *Mémoires de l'Acad. des sciences* (Paris).
(2) Nous rappellerons qu'à l'époque de Lavoisier, on admettait encore que l'oxygène libre était composé d'un fluide, *base* de l'oxygène, uni à la matière du feu ou calorique. Lorsqu'en agissant sur le charbon, l'oxygène donnait naissance à l'acide carbonique, on disait qu'il se décomposait ; sa base se combinait au charbon, et la matière du feu, devenue libre, produisait de la chaleur.

reuses, car il n'avait induit la combustion de l'hydrogène que parce que l'acide carbonique exhalé ne représentait pas exactement la totalité de l'oxygène absorbé dans les poumons. A l'aide de ces combustions il avait montré que la respiration a pour but d'extraire du sang du carbone et de l'hydrogène, et de lui fournir du calorique : ce calorique, le sang le distribuait à toutes les parties de l'économie et y entretenait cette température à peu près constante qu'on observe chez tous les animaux qui respirent. Pour tout dire, Lavoisier conservait des doutes sur quelques points de sa doctrine : il avait admis que l'oxydation du carbone et de l'hydrogène se faisait aux poumons; mais, de son aveu, ce n'était qu'une manière «plus probable» que les autres de comprendre l'action de l'oxygène sur le sang. Quoi qu'il en soit, il avait posé l'une des pierres les plus utiles à la connaissance non-seulement des phénomènes chimiques de la respiration, mais encore de la nutrition.

Il n'est peut-être pas sans utilité de dire, dès à présent, que les oxydations qui s'accomplissent dans l'organisme ne se bornent pas à la combustion du carbone et peut-être de l'hydrogène : le champ de ces oxydations est plus vaste. Et d'abord, le poumon n'est pas la seule surface respiratoire : Lavoisier lui-même n'avait pas méconnu la respiration cutanée ; l'on peut affirmer en outre que la muqueuse digestive, la surface stomacale en particulier, absorbent de l'oxygène, en échange duquel elles émettent de l'acide carbonique. Si des faits positifs et surtout les changements de coloration que le sang subit alternativement aux capillaires pulmonaires et à l'autre bout du cercle circulatoire, c'est-à-dire aux capillaires généraux, montrent d'une manière péremptoire que c'est dans ces derniers que l'oxygène se combine au carbone et à l'hydrogène, la solution du problème, conçue en ces termes, serait encore incomplète : c'est aux poumons surtout, mais non pas uniquement là que s'opère l'échange des gaz respiratoires; que le sang prend de l'oxygène à l'atmosphère et se débarrasse de son acide carbonique; c'est aux capillaires généraux que le sang, artérialisé par la respiration, devient noir ou se charge d'acide carbonique; c'est là que, au contact des tissus, il les oxyde; mais il s'accomplit des oxydations aux dépens de certains principes normaux du sang ou de nombre d'autres qui s'y trouvent accidentellement, sans qu'elles aient lieu forcément dans ces capillaires.

La nutrition comporte plus d'un problème : ce n'était pas tout de dire que dans les capillaires il s'accomplit des changements considérables sous l'influence de l'oxygène ; à l'aide du microscope on chercha à pénétrer l'action intime, moléculaire, des phénomènes organiques : l'on n'obtint d'abord aucun résultat. L'expérimentation et l'observation furent impuissantes ; le raisonnement eut libre essor et divagua à son aise, en partant de notions inexactes ou trop peu nombreuses. Jusqu'à présent nous raisonnons encore et n'imaginons que des théories fausses, toutes les fois que nous oublions l'expérimentation.

Dès que Harvey découvrit la circulation du sang, on se mit à discuter sur les rapports qui existent entre ce liquide et les tissus. Alors on supposa que la matière qui les compose est en circulation dans un ordre particulier de vaisseaux : c'étaient les *vaisseaux nutritifs*. Boerhaave admit des *vaisseaux décroissants,* formés de membranes roulées sur elles-mêmes et communiquant avec les divisions les plus ténues du système artériel.

Suivant Mascagni, les artères en se convertissant en veines offraient des porosités latérales auxquelles s'abouchaient des vaisseaux absorbants : la matière nutritive entrait incessamment dans ces vaisseaux qui constituaient le parenchyme de tous les organes et qui la cédaient ensuite aux ramifications apparentes du système lymphatique. Les organes ne différaient entre eux que par la disposition de ces vaisseaux.

Haller démontra combien ces opinions étaient erronées. Il y a dans les parties du corps les plus vasculaires des îles de substance organique, situées en dehors des vaisseaux ; la macération les ré-

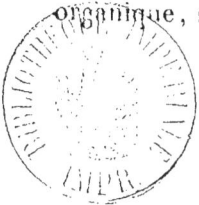

2

duit en flocons et en filaments qui ne sont plus des vaisseaux.
D'ailleurs le microscope a porté un coup décisif à l'hypothèse de
la *vascularité générale*, en montrant entre les réseaux des capillaires ces îles de substance, circonscrites partout par le sang en
circulation.

Dans une autre théorie bien différente de la précédente, mais
aussi invraisemblable, Wilbrand supposait que la masse entière du
sang, parvenue dans le parenchyme, s'y meut à nu, les capillaires
n'ayant pas de parois, puis s'y solidifie, se convertit en organes,
lesquels se fluidifient pour donner naissance au sang veineux.

Dœllinger était de cette opinion : toutefois il n'admettait pas une
métamorphose aussi complète, et pensait que le sang s'ajoute sans
cesse à la matière organique, tandis que celle-ci abandonne des parties qu'entraîne sans cesse le courant sanguin : il croyait avoir vu
des globules du sang s'attacher aux parois des voies capillaires, et
se confondre peu à peu avec elles, d'autres s'égarer et disparaître
dans la substance des organes. Néanmoins le renouvellement du
corps est rapide : ce qui maintenant fait partie du cerveau, pourra
dans une heure, dit-il, appartenir au cœur, et ce qui aujourd'hui
constitue la masse des os, se mouvoir demain comme chair.

Contrairement à Wilbrand et Dœllinger, nous prouverons que la
masse solide du corps est en dehors des voies circulatoires. La partie
du sang qui la nourrit doit nécessairement sortir des vaisseaux.
De cette notion vraie, acquise par les travaux modernes, se rapproche cette autre conjecture, que le sang, parvenu aux dernières
ramifications des artères, allait, par « une sorte d'imbibition non
mécanique, mais organique, s'appliquer au tissu des divers organes » (1).

Poussant plus loin les explications sur les actes nutritifs, on en a
fait une simple précipitation : le sang stagnerait dans les paren-

(1) *Dictionn. des sciences méd.*, art. *Nutrition ;* Paris, 1809.

chymes, et laisserait s'y déposer, dans l'ordre de leur pesanteur spécifique, les éléments réparateurs. Cette hypothèse a été reproduite en 1838, par C.-Th. Schwann, à l'occasion de sa théorie de la formation des cellules : mais ce qu'il savait, les auteurs qui, avant lui, admettaient la précipitation des éléments réparateurs du sang, l'ignoraient, c'est-à-dire que l'organisme animal procède de cellules.

On a dit encore que la nutrition est le produit d'une simple agrégation mécanique, qu'elle se modifie selon l'état de structure et de vitalité dans lequel est le parenchyme ; ailleurs, que la chaleur vitale coagule d'abord la lymphe, la partie albumineuse du sang : de cette lymphe coagulée, résulte le tissu cellulaire, cette trame commune de toutes les parties ; puis les battements des vaisseaux, et la circulation des fluides, pressaient et collaient, à des degrés divers de densité, les lames de ce tissu cellulaire, et façonnaient avec lui les divers organes. Ailleurs encore, la nutrition résultait de la coagulation de l'albumine du sang, par suite de sa combinaison avec l'oxygène libre qui est dans le sang artériel.

Pour ruiner toutes ces hypothèses, il suffirait de les opposer les unes aux autres : en effet, elles ne fournissent que peu de notions utiles, et il ne pouvait être autrement à l'époque où elles furent émises : nous excusons volontiers ceux qui les imaginèrent, quand encore, en 1819, MM. Chaussier et Adelon, dans leur article *Nutrition* du *Dictionnaire des sciences médicales*, prétendaient que « l'action, quelle qu'elle soit, à laquelle se livre le parenchyme pour effectuer la nutrition, n'est ni physique, ni mécanique, ni chimique, est, en un mot, une exception à toutes les actions de la nature universelle, et par conséquent doit être dite une action spéciale des corps vivants, une action organique, vitale. » Témoignage de l'impossibilité où l'on était d'expliquer la formation des tissus et des liquides animaux.

Cependant la chimie progressait ; déjà les principaux phénomènes de la respiration étaient connus, formulés ; on se prit bientôt à étudier les substances animales : des analyses précises furent opérées, sur le sang entre autres, et, dès 1821, les travaux de MM. Prévost et Dumas (1), et bien d'autres qui parurent successivement, soit en France, soit à l'étranger, jetèrent de la lumière sur plusieurs points de la nutrition. Ces analyses étaient indispensables. Elles ont permis de comprendre bien des phénomènes du mouvement organique. Néanmoins, telles qu'elles ont été réalisées, elles sont insuffisantes, car nous pouvons, dès à présent, insinuer qu'il ne suffit pas de recueillir le sang d'une saignée, de l'analyser ; mais il faut le prendre au moment où il entre dans un tissu ou un organe déterminé ; puis, au moment où il en sort et par des études comparatives, tâcher de saisir les modifications qu'il a subies. On peut formuler qu'il ne ressemble pas à lui-même en tel ou tel autre point du cercle circulatoire : s'il est à peu près le même quand il vient des poumons et qu'il entre dans les capillaires, il a complétement changé d'aspect et sa composition est notablement modifiée quand il en sort. Comparez un muscle à un nerf, à un os, à une aponévrose, etc., et vous comprendrez que ces organes ne manquent de l'altérer, chacun à sa façon et suivant la nutrition qui lui est particulière.

Dans cette esquisse historique, nous devons une mention spéciale aux travaux de M. Berthelot (2) : d'une manière générale, il a prouvé qu'il ne suffit pas, pour connaître un principe et ses propriétés, de l'analyser ; il faut encore, par nos procédés ordinaires, chercher à le reconstituer, et parcourir toutes les phases et métamorphoses par lesquelles il peut passer : c'est, en un mot, le reproduire par la synthèse. Ces tentatives préalables doivent guider dans l'étude des conditions véritables et du mécanisme suivant lesquels les êtres vivants mettent en jeu leur pouvoir créateur.

---

(1) *Examen du sang et de son action dans les divers phénomènes de la vie*, dans *Biblioth. univ. de Genève*, t. XVII, 1821 ; *Annales de chimie et de physique*, t. XVIII et t. XXIII.

(2) *Chimie organique fondée sur la synthèse*, 1860.

C'est à l'aide de toutes ces données que les physiologistes modernes ont pu sonder les mystères de la vie. Cependant le voile n'est pas encore complétement levé, et bien des questions sont à élucider. Dans le courant de ce travail, nous signalerons bien des auteurs qui, par des efforts consciencieux, ont puissamment contribué aux progrès de la médecine.

§ II. — *Les appareils fonctionnels se perfectionnent à mesure qu'on s'élève dans l'échelle zoologique.*

A mesure que les animaux montent dans l'échelle zoologique, les appareils qui concourent à les nourrir se multiplient, les organes et les fonctions se localisent et s'isolent ; mais il existe toujours entre eux des relations intimes, des connexions étroites qui les rendent solidaires. C'est en parcourant cette échelle qu'on saisit comment les fonctions, d'abord confondues, se distinguent ensuite. En tête des mammifères se trouve l'homme : c'est dire qu'il est le plus parfait de tous, que ses organes sont nombreux, ses fonctions aussi distinctes que possible. La plus importante et la plus générale des fonctions des êtres vivants est la nutrition : sans elle la locomotivité, la sensibilité et l'intelligence, ces fonctions qui distinguent si nettement les animaux des végétaux, ne pourraient s'exercer. Elle commence avec la vie et disparaît la dernière de toutes, tant son intégrité est utile aux manifestations de celles-ci. Or, quelque divers que soient les actes organiques chez les animaux supérieurs, la nutrition s'effectue au même temps et au même lieu chez quelques êtres organisés : chez les moins parfaits, elle résulte du concours de deux fonctions : une *absorption* et une *exhalation ;* ils absorbent par la surface externe de leur corps l'air et les divers éléments assimilables qu'il tient en suspension ; au moment même où ils sont absorbés, ils reçoivent la forme nouvelle sous laquelle ils font partie des organes. C'est ce qu'on observe chez les volvoces, dont l'organisation est si simple qu'ils semblent constitués par une *vésicule pleine d'eau,* sans aucune ouverture extérieure et sans organes spécialement destinés à absorber le fluide nutritif. Cependant ces êtres se nourrissent et se meuvent. La part qu'a l'air dans leur existence et qui, chez d'autres animaux, est isolée sous le nom de respiration, le mouvement communiqué aux fluides provenant de l'absorption, en vertu duquel ils sont portés aux tissus où ils doivent être mis en œuvre, et qui, chez les vertébrés, est isolé sous le nom de *circulation;* cette autre action par laquelle les organes s'approprient ces fluides et qu'on isole aussi sous le nom d'*assimilation,* tous ces actes du mouvement organique sont ici confondus et se résument en une absorption. En même temps, il s'effectue par la surface externe de ces animaux une exhalation qui les débarrasse d'une quantité de matière égale à celle qu'ils ont acquise. Tels sont les seuls termes de leur nutrition; mais ces animaux ne peuvent vivre ailleurs que dans l'eau, où les matériaux nutritifs sont dissous : ce qui supplée à leurs organes digestifs. Si compliquée que soit la digestion chez les êtres pourvus d'un tube alimentaire, le but final de cette fonction est d'émulsionner et de dissoudre les aliments, c'est-à-dire de permettre qu'ils soient absorbés, et l'on ne saurait méconnaître l'importance du milieu où vivent ces animaux inférieurs. C'est par leur surface externe qu'ils absorbent des éléments réparateurs, et, en cela, ils se rapprochent des végétaux : ces derniers, privés aussi des organes digestifs, puisent cependant dans le sol des principes rendus solubles dans l'eau. Le sol représente donc pour la plante de véritables organes digestifs. Pour les uns comme pour les autres, animaux ou végétaux, l'eau est d'une importance capitale, car si elle ne sert à dissoudre les éléments, elle leur sert de véhicule à tous.

Communément la nutrition est plus compliquée que nous ne venons de l'indiquer : ainsi l'absorption ne consiste pas seulement, chez beaucoup d'animaux, à prendre dans un appareil digestif les fluides qui y ont été préparés, mais à recueillir beaucoup d'autres principes venant de l'économie même et qu'elle jette dans le sang : alors, il y a comme deux absorptions, dont l'une s'exerce sur les ali-

ments à l'aide des veines et des chylifères, et l'autre sur des sucs
provenant des tissus vivants, à l'aide des veines et des lymphatiques. Celle-ci est surtout visible chez les animaux pourvus de ce
dernier ordre de vaisseaux, lesquels, répandus dans tous les tissus,
forment des réseaux, sont fermés' de toutes parts et ne communiquent nullement avec les capillaires veineux. Ils se remplissent d'un
liquide qu'ils n'ont pu recueillir que dans la profondeur des organes et viennent ensuite le verser dans le système veineux. Les
veines absorbent aussi dans les mêmes régions : les animaux inver-
tébrés en fournissent une preuve : ils n'ont, en effet, qu'une seule
espèce de vaisseaux de retour, ce sont les veines. C'est seulement
dans les vertébrés qu'on rencontre les lymphatiques, qui charrient
un liquide distinct du sang, la lymphe. L'apparition de ce second
ordre de vaisseaux chez les vertébrés indique une organisation
plus élevée. Le chyle et la lymphe qu'ils versent dans les veines,
pouvaient être absorbés directement par ces dernières : on est
porté à admettre qu'ici les surfaces absorbantes sont multipliées
dans le but, entre autres, de répondre à une nutrition plus active.

Nous pourrions esquisser de même toutes les autres fonctions et
montrer qu'elles se perfectionnent, que les organes se multiplient à
mesure que nous approchons de l'homme, chez lequel la nutrition
présente le développement le plus complet et emporte le concours
de sept grandes fonctions : 1° la digestion, 2° les absorptions (veineuse, chylifère et lymphatique), 3° la sanguification, 4° la circulation du sang et les fluides absorbés, 5° la respiration, 6° l'assimilation et la désassimilation, 7° les excrétions. Le choix et la préhension
des aliments sont laissés à sa volonté, des sensations spéciales lui en
indiquent le besoin : tout cela apprend qu'il possède aussi une intelligence, une sensibilité et une locomotivité.

§ III. — *Des tissus qui entrent dans le corps de l'homme.*

Bichat désignait par tissus les parties élémentaires qui par leur agencement constituent les organes, et les considérait comme des corps simples. Pour mieux rendre sa pensée, il disait que les tissus sont en anatomie ce que l'oxygène, l'azote sont en chimie. Il n'était pas encore arrivé aux parties vraiment élémentaires des corps vivants, telles qu'on les connaît aujourd'hui et qui constituent des tissus de véritables corps composés. Quoi qu'il en soit, dans l'organisation humaine il entrait vingt et un tissus, suivant lui : 1° le cellulaire, 2° le nerveux de la vie animale, 3° le nerveux de la vie organique, 4° l'artériel, 5° le veineux, 6° celui des exhalants, 7° celui des absorbants et de leurs glandes, 8° l'osseux, 9° le médullaire, 10° le cartilagineux, 11° le fibreux, 12° le fibro-cartilagineux, 13° le musculaire de la vie animale, 14° le musculaire de la vie organique, 15° le muqueux, 16° le séreux, 17° le synovial, 18° le glanduleux, 19° le dermoïde, 20° l'épidermoïde, 21° le pileux (1).

Bichat avait pu établir cette division au moyen de l'analyse anatomique ; la physiologie et la pathologie venaient encore l'appuyer : la nature des tissus était la même constamment, en quelque partie qu'on les rencontrât ; chacun d'eux avait son mode particulier de nutrition, ses maladies et ses propriétés spéciales. Avec Bordeu on considérait une vie propre aux organes : pour Bichat, elle n'est que le caractère particulier qui distingue l'ensemble des propriétés vitales d'un organe de l'ensemble des propriétés vitales d'un autre : « Il est évident, dit-il, que la plupart des organes étant composés de tissus simples très-différents, l'idée de vie propre ne peut s'appliquer qu'à ces tissus simples, et non aux organes eux-mêmes ; » l'idée de la fonction se rattachait à celle de l'organe, mais pour connaître les propriétés et la vie de cet organe, il fallait absolument le décomposer, et voilà pourquoi il attachait tant d'importance aux propriétés de tissus, sur lesquelles devait reposer toute la théorie des sécrétions, des exhalations, des absorptions et de la nutrition.

_____

(1) Bichat, *Anatomie générale*, t. I.

Ces idées de Bichat exercèrent une énorme influence sur les opinions scientifiques de son époque et sur les progrès de la médecine ; il posa, en effet, les premiers principes de l'anatomie générale, et les preuves qu'il apportait à ses démonstrations étaient concluantes. Mais quand il chercha le mécanisme de la nutrition, il se trouva vraiment embarrassé pour expliquer la nutrition du tissu cellulaire qu'il considérait comme la base du « parenchyme nutritif » qu'il admettait dans tous les organes. De plus, ce parenchyme était uniforme dans tous, c'est-à-dire qu'ils n'étaient qu'un « assemblage de vaisseaux rouges, d'exhalants, d'absorbants, de tissu cellulaire et de nerfs » (1). Tous les organes se ressemblent, dit-il, par ce parenchyme commun ; ce qui les différencie, ce sont les substances nutritives qui viennent s'interposer dans leur trame : c'est, par exemple, pour les os, la substance calcaire, qu'on enlève par les acides, et la gélatine, par l'ébullition. Il avait remarqué la grande étendue du tissu cellulaire, et avec Bordeu (2), il admettait qu'il nourrit les organes qu'il enveloppe indistinctement. C'est de ce tissu cellulaire ou muqueux, suivant la désignation de Bordeu, d'abord homogène, qu'il faisait provenir l'embryon : « Lorsque les organes, dit-il, se sont développés dans cette substance muqueuse, on la voit encore dans leurs interstices pendant un certain temps, et elle y présente le même aspect que le corps de l'embryon dans les premiers temps » (3). La nutrition ne commençait, à vrai dire, que lorsque chaque parenchyme arrivait à s'approprier la substance qui lui convient ; alors l'homogénéité cessait et l'organe était constitué.

Il était difficile que Bichat fût satisfait de cette théorie : aussi était-il moins affirmatif que Bordeu. Celui-ci avait dit : « L'organe cellulaire est, de toutes les parties du corps, la plus étendue, celle

_____

(1) Bichat, *loc. cit.*
(2) *Recherches sur le tissu muqueux.*
(3) Bichat, *loc. cit.*

4

qui a le plus d'usages, celle qui nourrit tous les organes.....» (1).
Bichat se contente de répéter : « L'étendue du tissu cellulaire, les
fonctions qu'il remplit à l'égard de tous les autres organes qu'il enveloppe et que peut-être il nourrit.....» (2). Ces deux auteurs se
trompaient ; mais Bichat, quoique moins affirmatif que Bordeu, ne
savait pas encore assez pour rectifier la théorie qu'il avait adoptée.

Ce fut donc une grande découverte quand, avec des moyens d'in-
vestigations plus délicats, avec les améliorations successives apportées aux instruments d'optique, au microscope, on démontra que
le tissu muqueux, comme les autres, procède originairement de cellules, auxquelles on peut rapporter la nutrition de toutes les parties
vivantes indistinctement : dès lors, la théorie de Bordeu et de Bichat
tombait, et le tissu muqueux ne fut plus un parenchyme nutritif, un
moyen de nutrition. C'est en 1838 que C.-Th. Schwann fournit
cette preuve de l'unité de composition de l'organisme animal ; et
depuis, toutes les observations n'ont fait que confirmer et consoli-
der les principes généraux de sa doctrine, à savoir : que tous les
tissus animaux procèdent originairement et absolument de cellules (3).

La doctrine de Schwann emporta bien vite les convictions : d'a-
bord, elle se répandit en Allemagne, et, de proche en proche, entra
en France, où Bichat avait créé l'anatomie générale, et ouvert les
premières voies de l'histologie. Son étude des tissus avait trouvé de
nombreuses applications en pathologie, qui, en retour, l'appuyait de
preuves nombreuses : il restait encore à montrer les applications
qu'on pouvait faire en pathologie des principes et de la doctrine
posés par Schwann. C'est ce qui a été fait surtout en Allemagne, et
nous signalerons particulièrement les travaux à l'aide desquels Vir-

---

(1) Bordeu, *Recherches sur le tissu muqueux.*
(2) Bichat, *loc. cit.*
(3) Voir Kölliker, *Histologie humaine.*

chow a pu formuler «une pathologie cellulaire fondée sur l'étude physiologique et pathologique des tissus» (1).

La théorie cellulaire, telle qu'on la conçoit aujourd'hui, nous paraît fondée : l'on ne concevrait pas la nutrition des tissus, si l'on ignorait cet élément auquel on les ramène tous indistinctement, cet élément actif, qui est le point de départ du développement et de la vie de chacun d'eux, ainsi que des fonctions qu'ils remplissent quand, agencés entre eux, ils forment les organes ; cet élément, c'est la cellule. Sa forme peut varier ainsi que sa composition chimique, ses propriétés et les phénomènes qu'il engendre dans tel ou tel tissu, dans tel ou tel organe ; mais il n'existe pas moins dans tous les tissus ; il en est l'origine ; c'est de lui que dépend l'activité organique et fonctionnelle de toute partie vivante. C'est en admettant la théorie de la cellule que nous donnerons une division des tissus physiologiques, sans laquelle il serait difficile de comprendre les phénomènes de la nutrition : celle-ci n'est, en effet, que le résultat des modifications que chaque groupe que nous établirons fait éprouver au sang pour la conservation de la vie. Ici la classification de Bichat peut encore servir : partout où il existe des tissus identiques, le sang éprouve des modifications analogues, à ce point qu'elles pourraient les caractériser. La multitude des cellules qui les constituent sont aussi identiques ; ce sont autant de petits laboratoires qui concourent au même but, qui accomplissent les mêmes phénomènes ; leur manière d'être, leur activité, sont les mêmes : l'une d'elles peut disparaître et sera facilement suppléée par les autres ; mais leur existence collective est indispensable aux mutations de l'organisme, aux fonctions et aux autres propriétés de la vie ; en un mot, le tissu musculaire offre un ordre de cellules qu'on retrouve partout où il y a des muscles, ce sont les éléments actifs des muscles, ceux qui leur communiquent leurs propriétés de toutes sortes : que toutes

---

(1) Virchow, *Pathologie cellulaire.*

les cellules qui composent un muscle disparaissent, s'atrophient ou meurent, la vie n'en persistera pas moins et paraîtra à peine dérangée ; mais elle cessera , tout l'individu mourra, si tout le tissu musculaire disparaît. On objectera peut-être les phénomènes mécaniques que le système musculaire accomplit : ne sait-on pas, en effet, que la paralysie des muscles du thorax entraîne l'asphyxie ? que celle de l'œsophage peut aussi occasionner la mort ? que l'arrêt des mouvements du cœur la produit instantanément ? Certes, ce sont autant de causes qui entravent et détruisent la vie ; mais elles sont distinctes de celle que nous essayons de faire comprendre et qui n'agit qu'en troublant les mutations organiques. Veut-on un autre exemple ? qu'on prenne le tissu conjonctif dont les fonctions mécaniques sont moins importantes : nous essayerons de montrer que son rôle est indispensable dans la nutrition et qu'on ne concevrait guère la vie, chez l'homme, tel qu'il est organisé, sans ce tissu, pas moins qu'avec le tissu musculaire ou le tissu nerveux, etc. Chacun d'eux, ainsi considéré, acquiert une importance capitale, dont une première preuve est fournie par l'existence de la lymphe , qu'on regarderait à tort comme un simple produit de désassimilation ; car elle est dès lors un des principes les plus utiles à la formation du sang, à l'égal des matériaux nutritifs que la digestion apporte à l'économie, et qui sont versés dans le liquide nourricier par les chylifères et la veine porte. Ces matériaux sont déterminés ; ceux qui constituent la lymphe le sont également.

Dès à présent nous sommes à même d'établir une autre condition des phénomènes de la nutrition (voir plus haut, p. 20). Non-seulement il faut considérer, pendant la vie, le sang artériel qui entre dans un tissu, le sang veineux qui en sort, établir des analyses comparatives, il faut analyser la lymphe pendant que ce tissu est en activité, prendre cette lymphe à sa naissance même ; car des difficultés et des objections se présentent, si, comme d'ordinaire, on la prend au canal thoracique. Il faut l'avouer, le procédé opératoire qu'on pourrait employer pour l'isoler est difficile sinon impossible, vu l'arrangement des tissus dans les organes : en effet, dans tous il existe du tissu cellulaire, des vaisseaux et des nerfs. Comment recueillir la lymphe sans qu'elle soit un mélange ?

Avant de diviser les tissus en nous appuyant sur la doctrine cellulaire, il est utile de se demander si l'on peut les classer et les caractériser par leurs réactions chimiques. Il est vrai que la constitution chimique des tissus est toujours en harmonie avec la nature de leurs fonctions et des phénomènes de leur nutrition ; qu'arrivés au terme de leur développement parfait, ils donnent des principes déterminés, s'ils sont soumis à des réactifs de laboratoire : ainsi, par l'ébullition on obtient de la gélatine du tissu cellulaire ou fibreux, de la chondrine du tissu cartilagineux, de l'osséine du tissu osseux, et de ces notions on a pu entrevoir certaine parenté ; ainsi des réactions spéciales appartiennent à la fibre élastique et la distinguent de la fibre musculaire ; celle-ci donne de la syntonine ou fibrine musculaire, et le tissu qu'elle forme est imprégné d'un suc qui lui appartient essentiellement ; la substance nerveuse possède aussi des propriétés chimiques spéciales permettant non-seulement de la reconnaître partout, mais encore de caractériser ses différents éléments, etc. ; mais une classification des tissus fondée sur la chimie ne serait pas logique, eu égard au sujet qui nous occupe. Elle obligerait à admettre un grand nombre, presque autant, par exemple, de tissus différents qu'il y a de glandes spéciales, d'organes spéciaux, et conduirait encore à diviser les divers éléments d'un même tissu. De plus, l'étude chimique des tissus présente de nombreuses difficultés résultant de ce qu'ils sont des mélanges très-intimes de substances différentes, non séparables par les moyens mécaniques : tous sont également insolubles dans les menstrues neutres, ordinaires ; ils éprouvent de la part des dissolvants plus énergiques des modifications profondes qui permettent à peine de deviner leur constitution. La seule voie à suivre pour arriver à des notions précises, la seule qui d'ailleurs ait conduit à quelques résultats, consiste à soumettre les tissus à divers réactifs dans le champ du microscope, afin de distinguer au moins les éléments homogènes. Ce procédé a souvent permis de reconnaître la véritable organisation des parties vivantes, de les ramener à leurs éléments cellulaires, de montrer et d'isoler leurs noyaux, leurs granulations, etc., de comprendre et d'expliquer certains phénomènes de leur nutrition ; mais, malgré ces précieuses notions, la chimie n'apprend rien sur la génération des tissus, c'est-à-dire sur cette naissance continue des cellules les unes par les autres, en vertu de laquelle l'animal ne provient que de lui-même et se conserve par lui-même ; elle nous laisse ignorer bien des faits en vertu desquels les éléments d'un tissu subissent des transformations morphologiques qui les amènent à constituer des tissus voisins : elle est impuissante à montrer cette filiation, cet enchaînement des cellules. Si petites qu'elles soient, c'est à elles qu'il faut rapporter les phénomènes de la vie, les propriétés des tissus ; c'est en les observant pas à pas qu'on peut connaître la nutrition. La chimie est certes indispensable, mais son rôle est celui d'une science accessoire, adjuvante.

§ IV. — *De la cellule et de la doctrine cellulaire.*

Comme les végétaux, les animaux procèdent de cellules ; mais si, faisant une étude parallèle des cellules végétales et animales, on reconnaît entre elles des ressemblances frappantes, on n'est pas en droit néanmoins, comme le fit Schwann, de les identifier complétement. La cellule végétale n'est pas comparable dans toutes ses parties à toute espèce de cellule animale : la première, ordinairement polyédrique, parfois ronde quand elle n'est pas pressée, offre une paroi épaisse, résistante, qui détermine sa forme générale, et renferme dans son intérieur, qui en est comme tapissé, une pellicule fine ; c'est l'utricule primordial, que sous l'influence prolongée de l'eau, par exemple, on peut plisser, ratatiner, et détacher de la première enveloppe. C'est dans l'intérieur de cet utricule que sont déposées différentes substances, de la graisse, de l'amidon, du pigment, de l'albumine, etc. Sur sa paroi on voit un noyau.

Avec ces notions, Schwann, étudiant la cellule animale, chercha à démontrer son identité avec la cellule végétale. Certes il existe des analogies ; mais la cellule animale, en général, n'a qu'une seule enveloppe, laquelle est toujours azotée, tandis que la membrane externe, épaisse, des cellules végétales est de la cellulose, c'est-à-dire une matière ternaire, privée d'azote. Ce dernier principe se rencontre dans toutes les parties essentielles de la cellule animale.

Celle-ci possède sur sa paroi, comme l'utricule végétal, un noyau dont l'existence et la forme sont constantes.

L'observation, en montrant un noyau sur la paroi de la cellule végétale, indiquait déjà que c'est à l'utricule primordial qu'il fallait comparer la cellule animale. Avec cette notion, on était conduit à trouver dans l'organisation animale certaines formes qui ressemblent aux formes cellulaires du règne végétal : tel est le cartilage. Il diffère beaucoup des autres tissus du corps humain : il est classé à part, parce que les vaisseaux y font défaut, et il ressemble à tous égards aux tissus des végétaux. La cellule de cartilage offre, en effet, une couche externe qui proportionnellement est assez épaisse, et représente la membrane externe de la cellule végétale ; elle enveloppe une pellicule mince, sur la paroi et dans l'intérieur de laquelle on trouve un noyau et un contenu : n'avons-nous pas également signalé un noyau et un contenu dans l'utricule primordial des végétaux ? Voilà la cellule de cartilage quand elle est à son plein développement ; à une période moins avancée, la couche externe ou la *capsule* est plus mince ; à remonter encore, on ne trouve plus que la cellule simple, telle qu'elle est dans d'autres productions animales. Cette capsule semble donc être le produit d'un développement ultérieur ; elle est très-mince dans le jeune cartilage, en même temps que la cellule proprement dite est d'ordinaire plus petite.

Il est vraisemblable que l'utricule primordial des cellules végétales consiste en une substance azotée. Si réellement il en était ainsi, on aurait une preuve nouvelle de son analogie avec la membrane de cellule de l'animal.

Au surplus, semblable à la capsule cartilagineuse, la membrane de cellulose des cellules végétales apparaît comme formation secondaire ou produit de sécrétion.

On le voit, quand on ramène les tissus végétaux à l'utricule primordial, on trouve des analogies frappantes avec la cellule animale, cet élément simple, partout conforme, toujours analogue à lui-même, et se rencontrant dans les organismes vivants avec une remarquable constance. Cette constance est telle qu'on peut affirmer que la cellule caractérise tout ce qui vit.

Du noyau. On le sait déjà, la cellule animale contient un noyau. Ce noyau, dont la forme est ronde ou ovale, présente toujours une plus grande résistance aux actions chimiques que les parties extérieures de la cellule. Schwann avait déjà conjecturé que le noyau n'est qu'une vésicule; Kölliker a reconnu, dans les embryons et dans les animaux adultes, que telle est bien sa forme générale et primordiale (1). Il contient un liquide clair comme de l'eau ou légèrement jaunâtre, jamais de couleur foncée. Plus rarement, c'est un contenu figuré, comme les *filaments spermatiques* dans le sperme, comme les corpuscules particuliers désignés sous le nom de *taches germinatives* dans les œufs. La membrane du noyau est de nature azotée, et ne s'éloigne pas, d'une manière tranchée, de la substance constitutive de la membrane des jeunes cellules. Ordinairement chaque cellule ne possède qu'un noyau, excepté toutefois lorsqu'elle se multiplie : alors apparaissent deux ou plusieurs noyaux, suivant le nombre des cellules qui prennent naissance. Enfin nous devons insister sur ce fait, savoir : que constamment la cellule est pourvue d'un noyau au moins, dont le but est de la maintenir et de la muliplier.

---

(1) A. Kölliker, *Histologie humaine.*

Au contraire, il sert peu à la fonction qui lui est spécifique, et qu'on voit se manifester nettement dans les cellules musculaires, nerveuses ou glandulaires : leurs propriétés de contraction, de sensation, de sécrétion, semblent n'avoir aucun rapport direct avec le noyau; mais celui-ci maintient l'existence d'un élément qui reste comme intact au milieu de la fonction, qui ne se détruit pas et conserve son autonomie (1). En un mot, le noyau est la partie de la cellule, au moyen de laquelle elle se renouvelle sans cesse et garantit la conservation et le prolongement de sa vie. Le noyau n'existe pas seulement dans les tissus physiologiques, mais aussi dans les tissus pathologiques : depuis qu'on les examine au microscope, on n'en connaît aucun croissant et se multipliant, dans lequel des éléments à noyau n'aient été nécessairement le point de départ des altérations dont les premières et les plus importantes portent toujours sur le noyau. Ainsi l'étude du développement concorde avec celle des maladies, pour montrer toute l'importance du noyau.

Du nucléole. Quand le noyau est à son entier développement, il renferme très-régulièrement une formation importante, c'est le nucléole; on l'appelle encore *corpuscule de noyau.* Vraisemblablement c'est une vésicule; toujours il est arrondi, nettement limité, le plus souvent obscur, ressemblant à une granulation de matière grasse; souvent il est tellement petit, qu'on le voit à peine, et qu'il est impossible de le mesurer; le plus souvent il est unique dans le noyau, parfois il y en a deux ou plusieurs; mais toujours, malgré leur petitesse, ils sont plus gros et plus brillants que les granulations moléculaires contenues également dans le noyau. On n'en a pas découvert dans un nombre notable de jeunes cellules, parfaitement constituées à tout autre égard; au contraire, on en a toujours et régulièrement trouvé dans les formes plus anciennes et mieux

(1, Virchow, *Pathologie cellulaire.*

Nous signalerons la disparition de la fibrine dans le sang qui a traversé les reins: Lehmann a constaté qu'il en était de même pour d'autres organes glanduleux, le foie par exemple. Dans les muscles, c'est le contraire qui s'observe.

Voici quelques analyses sur les proportions relatives de l'oxygène et de l'acide carbonique du sang. L'oxydation du carbone qui prépare l'élimination de ce dernier corps ne se fait pas également dans tous les états organiques : dans les uns, l'oxygène se consomme en grande quantité ; dans les autres, il s'en consomme moins ou même pas du tout : ainsi dans les glandes en activité fonctionnelle, c'est-à-dire au moment de l'émission des liquides de sécrétion, l'oxygène ne disparaît pas ; les muscles, au contraire, le détruisent avec la plus grande facilité.

Il s'agit du sang d'un rein en fonction : on a fait usage de l'oxyde de carbone pour déplacer les gaz :

	Sang de l'artère rénale.	Sang veineux rouge des reins.
Acide carbonique..	»	»
Oxygène.........	12	10

en volume pour 100 volumes de sang. Du sang de la veine porte examiné comparativement a donné :

Acide carbonique.............	3,40
Oxygène....................	4,40

en volume pour 100 volumes de sang.

Ces épreuves ont été faites à froid, à une température de 10° à 12°. Voici les résultats qu'on a obtenus à celle de 40° à 45° :

	Sang de l'artère rénale.	Sang veineux rouge des reins.
Acide carbonique.	3,00	3,13
Oxygène........	19,46	17,26

Dans une autre expérience on a mis à nu et irrité le rein . le sang veineux est devenu noir et alors on y a trouvé :

$$
\begin{array}{ll}
\text{Acide carbonique} \ldots \ldots \ldots \ldots & 6,40 \\
\text{Oxygène} \ldots \ldots \ldots \ldots \ldots \ldots \ldots & 6,40
\end{array}
$$

M. Cl. Bernard (1) dit que, dans ces analyses, il n'a jamais trouvé une quantité d'acide carbonique qui répondît à la quantité d'oxygène disparue, ce qui indiquerait que peut-être dans le sang il y a quelque intermédiaire entre l'oxygène et l'acide carbonique.

Il note encore que le sang veineux rouge se montre constamment plus altérable que le sang artériel, c'est-à-dire qu'il devient noir spontanément beaucoup plus vite quand il a été retiré des vaisseaux.

Il a remarqué qu'après la section du sympathique dans la région moyenne du cou, le sang veineux de la tête acquiert des propriétés et subit des modifications sinon semblables, du moins analogues à celui du parenchyme grandulaire : ainsi la circulation s'accélère considérablement, la température augmente, le sang veineux devient rouge, la pression augmente. Si l'on galvanise le bout périphérique ou supérieur du sympathique, la circulation diminue de vitesse, les vaisseaux se resserrent, et la température baisse en même temps que le sang devient très-noir. La grande altérabilité du sang veineux rouge exige qu'on opère avec célérité pour le mettre en contact avec l'oxyde de carbone qui l'empêche de devenir veineux et de se désoxyder par la formation de l'acide carbonique.

La science possède de nombreuses analyses sur les gaz que le sang contient : il ne serait pas sans à propos de les rassembler ici ; mais

---

(1) Ouvrage précédemment cité, t. II, p. 437.

Les plus grandes cellules sont invisibles à l'œil nu, et, sans le secours du microscope, on ne les eût pas découvertes : c'est donc un
grand service que cet instrument a rendu à la science, car il lui a
permis de réaliser des progrès immenses. Rarement elles atteignent
ou dépassent 1 dixième de millimètre ($0^{mm},1$); rarement aussi elles
ont moins de 4 millièmes de millimètre ($0^{mm},004$) : comme exemple,
nous mentionnerons les cellules nerveuses dont les plus volumi-
neuses ont jusqu'à $0^{mm},11$ et même $0^{mm},14$; les plus petites, et ce
sont surtout les jeunes cellules, ont de $0^{mm},005$ à $0^{mm},007$. Les globules sanguins de l'homme ont en moyenne un diamètre de
$0^{mm},0075$; mais, chez d'autres mammifères, il est un peu moindre.
Si nous sortons de l'histologie humaine, nous trouvons des cellules
dont les dimensions dépassent les plus grandes que nous venons de
signaler : ainsi certaines cellules glandulaires des insectes ont, d'après
H. Meckel (1), jusqu'à $0^{mm},2$; on pourrait déjà les voir à l'œil nu.
Enfin certains animaux sont formés par une cellule unique, et elle
atteint jusqu'à $1^{mm},5$ (2).

Le noyau possède en moyenne un diamètre de $0^{mm},004$ à $0^{mm},008$;
rarement il atteint $0^{mm},02$ à $0^{mm},08$. En général, ce diamètre est
proportionnel au volume de la cellule.

La nucléole est souvent d'une petitesse qui permet à peine de le
mesurer; mais, en moyenne, il a $0^{mm},002$ à $0^{mm},004$ de diamètre;
comme atteignant les plus grands diamètres, nous citerons les nu-
cléoles des cellules ganglionnaires qui vont de $0^{mm},0011$ à $0^{mm},007$;
leur volume est proportionnel à celui des noyaux.

De la substance intercellulaire. Les cellules peuvent être accolées
les unes aux autres, l'une toucher l'autre : ainsi de l'épiderme.
D'autres tissus, au contraire, peuvent être composés de cellules ré-

---

(1) Kölliker, *Histologie humaine,* trad. de MM. Béclard et Sée, p. 14.

(2) *Id., ibid.*

gulièrement séparées par une substance dite *intercellulaire*, qu'on appelle encore matière *amorphe*, car elle n'a aucune forme particulière autre que celle des interstices qu'elle remplit. Elle est variable avec les différentes espèces de tissus, et si l'analyse anatomique ne lui trouve une structure, la chimie la ramène à des principes immédiats et inorganiques. Elle peut être tout à fait liquide comme dans beaucoup de produits de sécrétion et dans nombre d'organes embryonnaires ; parfois elle a la consistance et la viscosité du mucus, comme dans le tissu muqueux, comme dans le cordon ombilical où, infiltrée dans les mailles du tissu conjonctif, elle constitue la gélatine de Warthon ; enfin elle se présente dans les cartilages, dans les os, dans les dents, comme une masse solide, homogène. On la trouve également dans les tissus pathologiques : c'est au milieu de cette matière amorphe que nagent les cellules qu'on recueille en raclant la coupe d'un cancer ; elle est très-abondante dans le tissu colloïde. Ne préjugeons rien du rôle de cette matière ; mais, suivant les idées qu'on s'en est formées, on l'a nommée *liquide formateur* ou *cytoblastème* (de κύτος, membrane, et de βλάστημα, germe) : c'était le germe destiné au développement des cellules ; *liquide nutritif*, en l'envisageant dans ses rapports avec l'entretien des parties ; enfin l'a-t-on considérée à la fois sous tous ces rapports ; on l'a encore nommée *substance fondamentale* ou *substance conjonctive*.

Les granulations, que nous avons déjà signalées dans l'intérieur de la membrane de cellule et dans le noyau, peuvent aussi exister dans la substance intercellulaire, où elles se trouvent irrégulièrement réparties et où leur présence n'est pas constante.

Tels sont les éléments qui constituent la cellule ou ses dépendances. Mais, si tous les tissus procèdent d'elle, résument leur vie et leurs fonctions dans les siennes, il est indispensable que des sucs particuliers lui soient apportés : or ces sucs constituent le vrai liquide nutritif, et nous admettrons avec Virchow (1) qu'il est

---

(1) *Pathologie cellulaire.*

pas uniquement la surface pulmonaire, mais toute la superficie du corps de l'animal qui opère l'endosmose gazeuze de la respiration. Les expériences tentées chez l'homme donnent des résultats analogues, et chez lui la respiration cutanée est aussi indubitable que chez d'autres animaux. Une seule chose varie, c'est la quantité de gaz qui s'échange, et il n'en saurait être autrement : aussi la respiration pulmonaire acquiert-elle, chez lui, une importance capitale. vu la place que les poumons occupent, vu leurs rapports avec le sang qui les pénètre, vu la grande surface qu'offre la muqueuse, et le jeu du thorax.

C'est à cet échange de gaz que le sang doit la coloration rutilante et vermeille qu'il a dans les artères, après son passage dans les poumons : il abandonne de l'acide carbonique, absorbe de l'oxygène, perd le caractère veineux, et l'aspect qu'il présente alors est si tranché qu'il le fait reconnaître partout, et sert à indiquer s'il s'est ou non modifié en traversant les capillaires généraux. Ce changement de coloration est instantané.

Sous quelle forme cet oxygène qui vient d'artérialiser le sang s'y trouve-t-il? S'il n'était que dissous, on expliquerait difficilement cette coloration si vive et si instantanée qui s'y développe, soit à son passage dans les poumons, soit quand ce sang est agité avec de l'air ou l'oxygène pur. D'ailleurs la quantité qui se dissout d'un gaz dans un liquide est toujours proportionnelle à la pression qu'il supporte : en appliquant cette loi au cas qui nous occupe, on arriverait à cette conclusion que le sang des habitants des régions élevées, où la pression de l'air diminue considérablement, contiendrait moins d'oxygène que celui des habitants des bords de la mer. On est conduit à reconnaître que cet oxygène doit être à l'état de combinaison éphémère et très-instable assurément.

M. Liebig a fait jouer un grand rôle au fer des globules sanguins : il a supposé que ce métal se trouve à l'état de protoxyde dans le sang veineux, et sous celui de peroxyde dans le sang artériel. Les changements que le sang éprouverait dans les poumons seraient l'effet d'une suroxydation, tandis qu'aux capillaires généraux ce peroxyde serait réduit et se combinerait, à l'état de protoxyde, avec l'acide carbonique du sang veineux. Ainsi les deux gaz qui caractérisent les deux espèces de sang parcourraient le système vasculaire à l'état de combinaison et non de simple dissolution.

Le rôle que Liebig a attribué au fer des globules, M. Harbey l'a fait jouer aux globules eux-mêmes : ce sont eux qui fixeraient l'oxygène et dégageraient l'acide carbonique. Il a montré que le sang en masse, autant que ses principes immédiats, une fois saturé d'oxygène, est encore apte à se combiner avec l'oxygène de l'air et à donner naissance à de l'acide carbonique; ce qui n'est pas conciliable avec l'idée d'une dissolution simplement.

M. Rees fait aussi jouer un rôle considérable aux globules sanguins, non à cause de leur fer, mais de leur matière grasse phosphorée. Selon cet auteur, cette matière s'oxyde, puis engendre de l'acide carbonique, de l'eau et de l'acide phosphorique : les deux premiers produits sont éliminés par la respiration et les sécrétions; le dernier s'unit avec le liquide alcalin du sang pour former du phosphate tribasique de soude. Ce serait à la dissolution de ce sel que le sang aurait la propriété de devenir vermeil; aussi l'oxygène serait-il la cause la moins prochaine de ce phénomène de changement de coloration qui s'accomplit aux poumons. A l'appui de sa théorie, M. Rees affirme que le sérum artériel contient des phosphates, et que le sérum veineux en est dépourvu.

Suivant Mitscherlich, c'est sur le lactate de soude que s'exerce le phénomène chimique de la respiration; sous l'influence de l'oxygène de l'air, ce sel est brûlé et transformé en carbonate; mais bientôt un nouvel afflux d'acide lactique, résultat de la transformation des matières amylacées et sucrées, détermine la décomposition du carbonate de soude en restaurant le lactate. L'acide carbonique se disperse dès que le sang arrive dans le tissu pulmonaire. Cette théorie est acceptable, mais on ne saurait en conclure que ce soit la seule source de l'acide carbonique, que les aliments albuminoïdes ou les éléments se mettent en rapport avec le sang, possèdent des vaisseaux ou un système de canaux particuliers chargés de distribuer les sucs nutritifs. Loin donc de considérer la substance intercellulaire comme la matière nourricière des tissus, c'est dans l'intérieur de leurs cellules que se trouvent les sucs nutritifs ; elles les puisent directement dans le sang, auquel revient toute l'importance que dans certaines théories on a localisée dans le cytoblastème. Toutefois ce que nous disons ici ne peut s'appliquer rigoureusement qu'aux animaux pourvus d'un appareil vasculaire ; mais, dans l'embryon qui commence à se développer, il est à croire qu'il existe un mode différent de nutrition, que c'est aux dépens de la matière intercellulaire que se nourrissent et se développent les premières cellules, jusqu'au moment où le sang est constitué. Nous assimilons volontiers ce premier mode de nutrition à celui de ces animaux, composés seulement d'une cellule ; le liquide qui les nourrit est le milieu même où ils vivent, et c'est encore dans leur intérieur, c'està-dire dans la vésicule qui les représente qu'on retrouve les principes nécessaires à leur existence.

Nous sommes heureux d'être appuyés de l'autorité de Virchow : d'après Schwann, la substance intercellulaire servait au développement des cellules ; Virchow, au contraire, soutient qu'elle est sous la dépendance des cellules, qui en régissent telle ou telle région. Il était difficile de démontrer qu'il en est réellement ainsi, à l'examen des faits physiologiques ou d'anatomie normale ; mais Virchow, s'appuyant sur les altérations anatomiques, a montré combien est évidente l'influence respective que chaque cellule exerce sur la substance intercellulaire qui l'environne et jusqu'où cette influence s'étend. Il a également montré que c'est par son intermédiaire que chaque cellule agit sur les parties voisines. Ainsi non-seulement la cellule régit son propre contenu, mais elle régit encore une certaine partie de la matière qui l'entoure. Ce sont ces considérations qui ont porté l'illustre professeur de Berlin à établir ce qu'il appelle les *territoires cellulaires* (1), c'est-à-dire les sphères d'action des cellules.

A quoi tenait la difficulté de la démonstration physiologique? A l'homogénéité de la substance intercellulaire; sa distribution autour des cellules ne permet pas, en effet, d'indiquer quelle influence elle subit, en un mot, quelle en est la partie dépendante de chaque cellule.

Cette disposition est particulière aux animaux, car les cellules végétales, entourées de leurs membranes de cellulose, se touchent tout en laissant reconnaître leurs limites respectives, individuelles : chaque cellule est indépendante.

A quoi tenait la possibilité de la démonstration pathologique? A la ligne de démarcation qui s'établit dans la substance intercellulaire même, tout autour de la cellule malade, fait reconnaître jusqu'où celle-ci étend son influence, et limite nettement les parties saines de celles qui sont altérées. L'observation microscopique est ainsi venue servir la physiologie, comme déjà elle avait posé les premières bases de l'histologie, en ramenant tous les tissus vivants à la cellule ou ses équivalents.

On le conçoit, cette ligne de circonscription qui, au point de vue de l'étude, est si utile, ne saurait être infranchissable aux altérations qui l'ont produite : d'abord la substance intercellulaire participe au sort de la cellule, et de proche en proche ses altérations retentissent jusqu'aux cellules voisines et les envahissent. Il en est autrement des tissus entièrement composés de cellules; elles sont placées côte à côte, et, dans ce cas, chacune a une vie tout à fait indépendante des autres : celles-ci peuvent alors s'altérer sans la modifier.

Pour soutenir que les tissus vivent aux dépens du cytoblastème, il fallait le montrer partout; on le fit alors provenir du sang, et

(1) Virchow, *Pathologie cellulaire*, p. 12.

6

on le considéra comme une transsudation qui se faisait à travers les parois des vaisseaux capillaires. On lui donna des noms nouveaux : *lymphe plastique*, ce qui signifiait qu'il est le sang, moins les globules ; *exsudat ;* ce qui désignait son passage à travers les parois des capillaires. Remarquant, avec raison, que les plus petits vaisseaux ont des parois, que le sang parcourt une carrière close de toutes parts, on admettait qu'en conséquence, ce liquide ne peut réparer les pertes des solides, ou même alimenter les sécrétions, qu'en laissant transsuder quelque chose au travers des membranes qui le contiennent. C'était raisonner avec justesse. Mais ces transsudations, croyait-on, éprouvaient, en même temps, une altération chimique qui l'assimilait aux tissus ; le fait de la transsudation était capital, car le sang épanché ne jouissait point de la propriété de nourrir les parties avec lesquelles il est en contact : il fallait qu'une portion de ce liquide, c'est-à-dire la lymphe plastique, traversât de dedans en dehors des parois vasculaires. Cette théorie poussait à donner au sérum un rôle bien autrement important qu'aux globules, car on savait qu'ils ne peuvent traverser les porosités des vaisseaux. Quelques faits semblaient la démontrer d'une façon irréfutable : ainsi les lèvres d'une plaie récente ne se réunissaient qu'à la faveur de cette matière plastique : on avait attentivement suivi la consolidation des fractures : toujours entre les fragments, on voyait une interposition de cette lymphe qui bientôt se transformait en cartilage, puis se calcifiait. Les suppurations également ne se produisaient qu'après une exsudation ; dans les diphthérites, on la pouvait montrer, et elle existait nécessairement dans les autres espèces de phlegmasies. Comment cet exsudat prenait-il la solidité des parties voisines ? Le dépôt de sels calcaires ne peut être invoqué partout, et Haller, dominé par les doctrines mécaniques, admit que le suc nourricier épanché était peu à peu solidifié par les battements artériels. Suivant d'autres, c'était l'addition de l'oxygène à l'albumine qui en déterminait la coagulation.

On se croyait donc en droit d'admettre la théorie de l'exsudation :

en effet, pendant longtemps elle domina la science et règne encore.
Elle s'appuyait sur des faits observés malheureusement *de visu*, dont
on ne constatait que les résultats grossiers, et l'on ignorait les liai-
sons intimes et véritables d'où procèdent les nouvelles formations
qui réunissent les lèvres des plaies, consolident les fractures, produisent enfin le pus.

À l'observation *de visu* on pouvait déjà constater des faits que la
théorie de l'exsudation ne résolvait pas d'une manière satisfaisante.
Les différents tissus du corps sont loin de recevoir la même quantité de vaisseaux sanguins; quelques-uns en sont même complète-
ment dépourvus. Il était difficile de comprendre qu'il s'y fît un
exsudat ou qu'il pût même être mis à profit par des parties notablement distantes des vaisseaux qui l'ont laissé échapper. Aussi con-
cluait-on que les cartilages, la cornée, le tissu fibreux, etc., dépourvus ou peu riches de vaisseaux sanguins, avaient une nutrition peu
active. Ainsi on séparait les choses les plus semblables, le tissu cellulaire (pris dans son ancienne dénomination) avait une nutrition
active et différait du tissu fibreux, des aponévroses, des tendons,
qui ne sont que ce tissu condensé.

Au surplus, était-on toujours sûr qu'il se fît un exsudat dans les
plaies ou les fractures? Il est impossible, ou à peu près, que les parties vivantes soient blessées, sans qu'il survienne une rupture de
quelques vaisseaux, un épanchement de sang ainsi qu'une excitation qui amenait l'exsudat. Mais la quantité qui s'en faisait était variable; il ne fallait pas qu'elle fût trop abondante, car alors il existait une inflammation trop vive qui généralement produisait du pus :
aussi cherchait-on à la calmer. Pourtant cette inflammation vive,
cette exsudation abondante, semblaient des circonstances favorables,
et, malgré tout, on disait que le travail inflammatoire devait être
modéré. On rapprochait les lèvres des plaies, et l'on admettait une
réunion par *première intention*, qui se faisait promptement, car il
y avait moins de lymphe à organiser. Si au contraire la réunion
ne se faisait pas immédiatement, soit parce que les bords de la plaie

n'avaient pu être maintenus assez longtemps en contact, soit parce que l'inflammation était devenue trop intense, on admettait alors un second mode de guérison, c'était et c'est encore la réunion par *seconde intention*. Alors il se formait la membrane des *bourgeons charnus*, c'est-à-dire que de toute la surface de la plaie s'élevaient de petites saillies coniques et vermeilles, dont les bases confondues recouvraient tous les tissus que la blessure avait atteints. C'était encore l'organisation de la lymphe plastique qui la constituait ; puis, quand les bourgeons étaient assez rapprochés, la cicatrisation se complétait par première intention, c'est-à-dire par l'interposition d'une nouvelle couche d'exsudat qui alors ne s'organisait plus en bourgeons : théorie incroyable qui laissait méconnaître la liaison et la succession des phénomènes, qui faisait partir la cicatrisation de l'exsudation pour l'y ramener encore tout à la fin. On était bien obligé d'avouer que le mécanisme par seconde intention n'avait pas été étudié avec autant de soin que celui de la réunion primitive. Quand la membrane des bourgeons charnus se formait, il arrivait très-souvent que sa surface suppurait comme les tissus les plus divers, qu'une suppuration très-intense pouvait même la détruire dans toute son épaisseur, et l'on était dans une impossibilité d'expliquer les liens qui la rattachaient à la production du pus. L'exposition à l'air était, de plus, « une condition rigoureusement nécessaire à la formation de cette membrane granuleuse et vasculaire, et l'on n'admettait point l'intervention des bourgeons charnus dans la consolidation des fractures simples dont le foyer n'est pas en communication avec l'extérieur » (1). Pourquoi cette différence? Bordenave, cité par les auteurs du *Compendium de chirurgie pratique*, était d'un avis contraire. Qu'on ait ou non constaté cette membrane, nous montrerons que partout les plaies et les fractures se cicatrisent par

---

(1) *Compendium de chirurgie pratique*, par MM. A. Bérard et C. Denonvilliers, t. I, p. 179, art. *Granulation*.

une prolification de cellules; que c'est par elle que se forme la membrane des granulations ou des bourgeons charnus.

Je me souviens encore d'une cicatrisation obtenue par M. Velpeau (année 1858) à la suite d'une opération pratiquée sur la lèvre supérieure d'un malade atteint de cancroïde : les bords de la plaie qui intéressait toute l'épaisseur de la lèvre furent affrontés par première intention ; bientôt il se fit une réunion si parfaite qu'on eût pu jurer que jamais il n'y avait eu de plaie. Des cas semblables ne sont pas très-rares, et dépendent en partie de l'habileté du chirurgien ; ce qui frappe surtout, c'est le peu de lymphe plastique qui a dû s'épancher, peut-être même ne s'en est-il pas épanché du tout.

Ce n'est pas seulement dans les plaies que se rencontre la membrane des granulations, mais dans beaucoup de maladies, telles que les abcès, la gangrène, les brûlures, les ulcères. Sa production se rattache manifestement aux phénomènes de l'inflammation, ce que prouvent et l'augmentation de vascularité dans les parties contiguës à la surface granuleuse et l'élévation de la température locale. C'est cette même membrane qui, pour Delpech surtout, constituait la membrane pyogénique ; pour cet auteur, sa formation préalable était indispensable à la suppuration. Pourtant bien d'autres médecins étaient moins absolus et avaient cité des suppurations très-abondantes qui s'établissaient sans que la membrane pyogénique eût existé. Il était bien difficile d'expliquer toutes ces différences dans la théorie de l'exsudat : tout devient simple, se lie, au contraire, dans la doctrine du développement continu par les cellules.

«En pathologie comme en physiologie on peut dire qu'il n'y a pas de création nouvelle; elle n'existe pas plus pour les organismes complets que pour les éléments particuliers» (1). Telle est la formule posée par Virchow. Il nie complétement la possibilité de la formation d'une cellule par une substance non cellulaire : «La cel-

---

(1) Virchow, *Pathologie cellulaire*, p. 23 et 24.

lule, dit-il, présuppose l'existence d'une cellule, de même que la
plante ne peut provenir que d'une plante et l'animal d'un autre
animal» (1).

Pour que Virchow pût s'élever contre la théorie du blastème ou
de l'exsudat qui régnait alors dans toute sa vigueur, il lui fallait des
preuves et des observations convaincantes : « De mes recherches sur
les tubercules, datent, dit-il, les premiers faits sur lesquels je com-
mençai à battre en brèche, en ce qui touche les néoplasies, la doctrine du blastème et de l'exsudation qui régnait alors » (2). En effet,
il trouva beaucoup de tubercules, ceux surtout qui se développent
dans les ganglions lymphatiques, dans les enveloppes du cerveau,
dans les poumons, ne présentant jamais d'exsudation reconnais-
sable, et pourtant, à toutes les époques de leur développement,
ils présentaient des éléments organisés : « jamais, affirme-t-il lui-
même, je n'ai pu découvrir, à aucune époque de leurs stades ini-
tiaux, une substance amorphe » (3). Ses premières observations déjà
le pressaient à reconnaître une similitude entre les transformations
du début que subissent les ganglions lymphatiques dans la scrofule
et l'hypertrophie de ces organes : « les noyaux et les cellules deviennent plus nombreux, se détruisent ensuite et fournissent les matériaux de cette substance caséeuse qui finit par s'amasser » (4). Ce
produit morbide, cette substance caséeuse, pouvait paraître différent du tissu qui l'avait créé. Virchow fit encore des observations
analogues sur les plaques de Peyer, dans la fièvre typhoïde : la tu-
méfaction qu'elles subissent était due, suivant toute une école, à
une exsudation de nature albumineuse, de consistance molle qui
remplissait leurs interstices ; jamais il ne put la constater : « on ne

---

(1) Virchow, *Pathologie cellulaire*, p. 333.
(2) *Ibid.*
(3) *Ibid.*
(4) *Ibid.*

rencontre, dit-il, qu'une prolification des éléments cellulaires préexistants dans les follicules, les ganglions et le tissu conjonctif qui
forment immédiatement la masse typhoïde. »

Cela ne pouvait suffire, et il restait à montrer que partout où cette
exsudation existe, à toutes les périodes, il se forme également des
éléments cellulaires : ce furent encore les travaux de Virchow qui
éclaircirent cette difficulté ; l'examen microscopique lui permettait
de soutenir qu'il n'est aucune partie du corps qui ne possède ces
éléments ; l'étude du développement le mettait à même de prouver
que les corpuscules osseux sont de véritables cellules ; que, grâce
au tissu conjonctif, on trouve des cellules véritables dans les points
les plus divers du corps : c'étaient des données importantes, car on
voyait les germes qui rendent compte du développement éventuel
de nouveaux tissus.

Mais, à mesure que les observations se multipliaient, on remar-
quait que la plupart des néoplasies provenaient du tissu conjonctif
ou de ses équivalents ; celles qui n'entrent pas dans cette classe sont
peu nombreuses ; ce sont, ainsi que Virchow l'indique, les formations épithéliales, d'une part, et, d'ailleurs, celles qui ont des relations avec les tissus plus élevés, les vaisseaux, par exemple. Aussi,
avec ce pathologiste célèbre, substituons-nous à la lymphe plastique,
au blastème des uns, à l'exsudat des autres, le tissu conjonctif surtout, avec ses équivalents, et le regardons-nous comme le tissu ger-
minatif par excellence du corps humain.

Il nous paraît certain que tout tissu, toute cellule vient de la cellule, que sans elle le blastème ne signifierait rien et ne pourrait
surtout donner naissance à une néoplasie : mais devons-nous cependant lui enlever toute importance, n'a-t-il aucun rôle ? Certes il
n'est pas indispensable à la vie des cellules, et quand le tissu est
définitivement constitué, c'est-à-dire est devenu vasculaire, elles puisent directement dans le sang les sucs qui leur sont nécessaires pour
accomplir les actes morphologiques de leur développement ou de
leur rénovation. Quand, après une incision faite à nos parties vi-

vantes, on peut affronter assez exactement les lèvres de cette plaie, on conçoit encore que les cellules nouvelles qui vont naître puissent conserver des rapports assez étroits avec les vaisseaux pour vivre sans qu'il se fasse d'exsudation. Mais il n'en est pas toujours ainsi, et l'exsudat vient jouer, à notre avis, un rôle transitoire, momentané, de nutrition vis-à-vis des plus jeunes cellules ou, pour mieux dire, des premières qui se forment. La prolification des cellules anciennes existe toujours ; c'est des bords et de la surface de la plaie qu'elle part et elle ne peut commencer ailleurs ; jamais une cicatrisation ne débute au milieu même de la masse de l'exsudat, dont le rôle est seulement de nourrir les nouvelles cellules et de pourvoir à leur prolification. D'abord utile, il disparaît peu à peu, résorbé non par le sang qui l'avait fourni, mais par les cellules de jeune et récente formation, et quand elles arrivent à puiser les matériaux de leur nutrition dans le sang même que leur fournit le développement de nouveaux capillaires, cet exsudat n'existe plus : celui qui d'abord s'était épanché a disparu complétement, et il devient inutile qu'il s'en épanche une nouvelle quantité, quand déjà la membrane des bourgeons charnus est visible : ils sont rouges, vermeils du sang qui les pénètre et que contiennent des vaisseaux de récente formation ; l'exsudat qui pourrait en provenir est absorbé directement par les cellules qui les entourent et s'en alimentent par groupes déterminés. Ainsi s'explique une difficulté : quand la membrane des granulations était formée, que les bourgeons se mettaient en contact, on disait : alors il s'épanche une nouvelle quantité de lymphe plastique qui réunit les solutions de continuité et achève la cicatrisation par première intention. Pas du tout, cette nouvelle exsudation est imaginaire, et la cicatrisation se complète toujours en vertu de la prolification des cellules. On voit ainsi les liens étroits qui rattachent et unissent le tissu cicatriciel aux tissus préexistants.

Cela nous conduit à reconnaître une identité de développement entre ce qui se passe dans les premières cellules de cicatrisation et le premier développement embryonnaire, jusqu'au moment où apparaît le placenta.

C'est encore cet exsudat qui devient le terrain où se forme le tissu conjonctif des adhérences établies par l'inflammation entre les feuillets des séreuses. D'abord il soulève et détache la couche pavimenteuse de ces membranes, dans la place même qu'il occupe; puis les éléments cellulaires du derme subissent la prolification qui, sans cet exsudat, sans cette lymphe épanchée et apte à nourrir passagèrement les nouvelles générations de cellules, aurait produit des couches pavimenteuses et limité à ce terme la constitution de toute membrane séreuse.

C'est le même ordre de phénomènes qui se passe dans les adhérences des surfaces muqueuses ou cutanées : ici encore s'accomplit, en même temps que l'exsudation dont elle est la conséquence, une desquamation épithéliale qui, pour parler le langage reçu, avive ces surfaces, c'est-à-dire permet les générations successives des cellules actives du tissu conjonctif et des autres éléments germinatifs.

Hunter appelait *inflammation adhésive* cet ensemble de phénomènes qui débutaient avec l'irritation inflammatoire, passaient par l'exsudation et produisaient enfin soit une cicatrice, soit des brides, qui réunissaient les surfaces séreuses, muqueuses ou cutanées.

La cicatrice et les brides germent surtout aux dépens du tissu conjonctif; les vaisseaux s'y forment en vertu des mêmes lois que celles qui président au développement de l'embryon. *A priori* on concevait qu'elles puissent subir les mêmes transformations que le tissu conjonctif ordinaire, c'est-à-dire devenir cartilagineuses ou osseuses; la pathologie et même l'examen superficiel sont venus pleinement confirmer ces prévisions.

Dès maintenant nous devons nous demander quelle est la composition chimique des exsudats. On le sait déjà; ils sont produits par l'irritation inflammatoire, et traversent du dedans au dehors

les parois des vaisseaux capillaires. Ils viennent du sang artériel, ce
qu'il paraît difficile de démontrer tout d'abord ; mais, si l'on songe
qu'ils sont fournis par les vaisseaux mêmes qui, dans les plaies, ont
été divisés ; qu'il n'existe aucune gêne à la circulation veineuse; qu'ils
apparaissent après que toute hémorrhagie a cessé, alors que les
premiers symptômes phlegmasiques s'établissent et amènent la congestion vasculaire, il sera acquis que le sang veineux, sollicité sans
cesse par le courant qui l'entraîne librement, ne peut les fournir :
ce sont les artères qui seules les épanchent. Il serait difficile de le
concevoir autrement dans ces cas où des portions complétement dé-
tachées du reste du corps, le lobule, par exemple, du pavillon de
l'oreille, puis réappliquées immédiatement, se sont cicatrisées. Ne
faut-il pas admettre que toute circulation veineuse était d'abord
éteinte dans les lambeaux, que l'exsudat n'a été produit que par les
artères qui alimentent les parties auxquelles on les a affrontés?
Cette origine était utile à connaître et montre une analogie frappante entre l'exsudat et le sang artériel qui seul jouit de propriétés
nutritives.

Il n'existe aucune différence dans les propriétés physiques et chimiques des exsudats, qu'ils soient fournis par les vaisseaux de la
peau, du tissu cellulaire, des os ou des tendons, etc., partout ils se
ressemblent et constituent une substance liquide, devenant bientôt
demi-liquide, offrant l'aspect d'un suintement ou d'un léger vernis
transparent, et pouvant former une couche épaisse de $\frac{1}{10}$ à $\frac{1}{2}$
millimètre. On les observe, dans leur plus grande pureté, dans les
plaies récentes. Au microscope, ils se présentent à l'état d'une matière homogène, déjà parsemée de fines granulations moléculaires,
la plupart grisâtres et d'autres jaunâtres et graisseuses. Très-souvent on voit des globules sanguins, englobés dans leur épaisseur et
provenant du sang qui s'est écoulé ou s'échappe encore des capillaires. On n'y observe pas ou peu de fibrine. Ils sont de nature
albumineuse, contiennent la plupart des principes du sérum du
sang, c'est-à-dire, outre l'albumine, les sels, les matières grasses et

extractives, etc. Il est difficile d'avoir des analyses rigoureuses ; les matériaux qui servent à leur production sont ceux du plasma sanguin. Mais viennent-ils tout entiers directement du sang ? Les éléments des tissus autres que les capillaires peuvent y déposer des matières dont ils ont emprunté les principes aux réseaux sanguins : ces matières, modifiées, ne représentent désormais plus le plasma, et viennent les altérer. Aussi doit-on admettre que s'ils sont identiques partout, au moment où ils suintent des vaisseaux capillaires, bientôt leur composition varie suivant les tissus, suivant la totalité et la proportion relative de ces derniers dans les parties intéressées, et nullement s'étonner d'y rencontrer tous les principes que l'analyse chimique localise dans chacun de ces tissus : c'est ainsi que l'exsudat qui s'épanche au milieu d'un muscle ne saurait ressembler à celui qui se fait à la peau, à la surface des séreuses, ou bien entre les fragments d'un os, etc. Malheureusement nous ne possédons pas assez d'analyses pour donner les preuves certaines de tout cela ; celles qui existent confirment nos idées. Bref, le blastème contient toujours les principes qui doivent nourrir les nouvelles cellules jusqu'au moment où les nouveaux capillaires seront développés.

§ V. — *Du sang, des vaisseaux, des capillaires et de la circulation.*

On reconnaît le sang à son aspect ; il est liquide et rouge et cette coloration est si caractéristique qu'elle le fait reconnaître partout. Sa fluidité permet qu'il circule, qu'il imbibe les tissus ; les changements que subit sa couleur laissent déjà supposer que dans son parcours sa composition s'est modifiée. En effet, parti du ventricule gauche avec une coloration vermeille, rutilante, il revient dans le droit avec une couleur foncée et comme noire ; puis, après son passage à travers les poumons, il reprend son éclat, redevient vermeil, et le conserve dans les vaisseaux qui le conduisent à toutes les régions du corps, jusqu'au moment où ils deviennent partie intégrante des tissus et des organes : là les artères, par des divisions et

des subdivisions successives, diminuent de calibre, se dépouillent
graduellement des membranes qui les constituent et se réduisent à
des réseaux excessivement multipliés, où le sang n'est plus limité
que par une seule des membranes vasculaires, mais si mince et tellement unie aux parties environnantes que pendant longtemps on a
nié son existence et admis que le sang parcourait des canaux très-
fins, creusés dans le parenchyme même des organes qu'il imbibait
directement, et d'où il était repris par les veines : ces réseaux constituent le système des capillaires. D'une part ils font suite aux artères, qu'ils terminent, et d'autre part, aux veines, qu'ils commen-
cent ; leur nom vient de leur étroitesse. Partout où des artères se
divisent en capillaires, il naît nécessairement des veines, car c'est là
que partout le sang subit ses alternatives de coloration. Ainsi nous
dentifions deux choses : là où le sang change de coloration, c'est-à-
dire de rouge devient noir ou réciproquement, nous admettons qu'il
y a un réseau de capillaires, tout comme la présence de ces derniers,
constatée par l'anatomie, entraîne que ce sang doit changer de
couleur.

Au milieu des phénomènes qui se passent dans les capillaires il
existe un antagonisme : à l'une des extrémités du cercle continu de
la circulation, le sang de rouge qu'il était devient noir : là se trouvent
les *capillaires généraux,* et, nous le montrerons, il est en même
temps devenu impropre à la vie ; à l'autre extrémité, au contraire,
de noir qu'il était il passe à la coloration vermeille et rutilante, en
même temps qu'il a de nouveau acquis ses propriétés vivifiantes :
là se trouvent les *capillaires pulmonaires ou de la petite circulation.*

Partout les capillaires ont la même structure, à laquelle sont in-
timement liés tous les actes de nutrition, de sécrétions, etc. Nous
n'en voulons pour preuve que les rapports des grosses artères avec
les parties avoisinantes ; elles contiennent le sang qui vient directement des poumons où il s'est revivifié, et jamais, dans cet état, tant
que ces vaisseaux ont conservé toutes leurs membranes, ou même
deux seulement, il ne fournit aux sécrétions, alors même qu'elles

traversent les glandes. Nous invoquons les sécrétions, car on reconnaît facilement l'activité des glandes aux produits qu'elles fournissent. Elles constituent des phénomènes du même ordre que ceux de la nutrition, au moins dans l'acte qui consiste à puiser dans le sang des matériaux déterminés. Les gros vaisseaux eux-mêmes, artères et veines, ne se nourrissent pas directement du sang que contient leur calibre : dans leur épaisseur se trouvent des capillaires, connus sous le nom de *vasa vasorum*, qui affectent avec leurs parois les mêmes connexions qu'avec tout autre organe, reçoivent du sang artériel et retournent du sang veineux ; jamais cela n'arrive dans les artères jusqu'au moment de leur conversion en capillaires.

Peut-on isoler les capillaires des organes qu'ils parcourent ? Cette délicate question n'a été résolue d'une manière irréfutable que depuis les fines recherches de l'histologie, c'est-à-dire depuis que le microscope avec tous ses perfectionnements a été appliqué aux recherches anatomiques : alors seulement on a constaté que les capillaires possèdent une membrane et de quelle nature elle est. Bien des raisonnements montraient déjà qu'ils ont des parois, que rien ne va du sang aux molécules des organes et ne revient de ceux-ci au sang sans traverser, à l'état liquide, ces parois vasculaires ; mais il existe des connexions si intimes entre elles et les éléments des tissus, qu'ils semblent se fusionner dans le plus grand nombre des régions du corps. En veut-on une preuve ? Qu'on examine ce qui se passe dans la membrane interdigitale ou le mésentère des grenouilles : on voit le sang circuler, et c'est le seul indice qu'on ait qu'il parcourt de véritables tubes. Il n'est guère possible de constater des parois, même à des vaisseaux plus gros ; il semble que ce sont des canaux creusés dans l'épaisseur des tissus, c'est-à-dire des excavations de la substance même. Ils sont dépourvus de contractilité, ce qui prive l'observateur d'un bon moyen de reconnaître les organes vasculaires, car cette propriété distingue les artères et les veines des parties qui les environnent, en leur faisant subir des mouvements saccadés qui les isolent pour ainsi dire :

aussi il devenait utile que ces gros vaisseaux fussent munis d'une enveloppe de tissu conjonctif lâche qui, tout en les maintenant en place, ne gênât pourtant pas leurs contractions. Quand ils entrent dans les organes, déjà cette enveloppe se resserre et les assujettit davantage, à ce point que certains organes mous, tels que le foie, se déchirent si l'on exerce des tractions pour les en détacher.

Il existe dans les vaisseaux une autre propriété dont les capillaires jouissent aussi, je veux parler de l'élasticité. Elle compense la perte que la dilatation systolique des vaisseaux fait éprouver à la force de pression du sang ; elle applique constamment les parois vasculaires sur le liquide qui se meut, régularise le courant interrompu produit par les contractions du cœur ; sans elle l'impulsion saccadée imprimée au sang dans les gros troncs se propagerait dans les plus fins ramuscules, et jamais, dans les conditions normales, c'est-à-dire celles au milieu et à l'aide desquelles les actes organiques s'accomplissent, jamais à l'aide de cette élasticité le cours du sang ne cesse d'être continu dans les capillaires, ce que les observations faites sur les animaux montrent clairement. Mais cette propriété si utile ne permet pas de voir si les capillaires ont une membrane insoluble ; les contractions des parois artérielles peuvent bien, quand elles sont fréquentes, communiquer des pulsations au réseau capillaire, ce qu'on observe, par exemple, dans la congestion inflammatoire, ce que les expériences récentes de M. Cl. Bernard ont constaté (1) ; mais ces mouvements communiqués ne font que dilater les capillaires, refouler leur paroi, refouler également les iles de substance que leurs mailles interceptent ; puis insensiblement ils reprennent leur calibre primitif (2) sans qu'on puisse distinguer si c'est en vertu de l'élasticité de la membrane qui leur est propre ou du refoulement des tissus.

_____

(1) *Leçons sur les tissus et les liquides de l'organisme.*

(2) C'est en vertu de toutes ces propriétés, contraction et élasticité vasculaires du cœur, des artères et des capillaires, que se produit l'hyperémie capillaire soit

Il fallait d'autres preuves ; l'examen anatomique pouvait seul les donner. Avec le microscope, on constata que les canaux capillaires, parcourus par le sang, pour passer des artères dans les veines, sont entourés par une membrane qui se continue avec la tunique interne des gros vaisseaux, et avec les éléments de laquelle les siens offrent la plus grande analogie, tandis qu'ils diffèrent de ceux qui sont propres à chaque tissu, à chaque organe. Cette observation était importante, car elle permettait de reconnaître partout ces capillaires, et de dire que là les phénomènes organiques s'accomplissent ; car c'est là seulement que le sang peut se mettre en rapport avec les organes et fournir à leur activité. Il suffisait d'avoir constaté les caractères de cette membrane pour distinguer les capillaires au milieu des tissus avec lesquels ils contractent les rapports les plus intimes. C'était le cas le plus difficile ; car il existe bon nombre d'organes où ils affectent des dispositions telles qu'on peut facilement les distinguer des parties environnantes, et suivre leur paroi aussi bien que leur trajet de l'artère jusqu'à la veine. Maintenant c'est un fait si bien acquis que non-seulement on sait que les capillaires ont une membrane propre, mais quelles sont leurs dispositions dans chaque organe.

Cette membrane est amorphe, hyaline, tantôt si mince qu'elle est à peine marquée par un simple contour ; tantôt elle a plus d'épaisseur, acquiert jusqu'à $0^{mm},0018$ et $0^{mm},002$, et se trouve limitée par un

_____

dans les fièvres, soit dans les inflammations. Le mot *hyperémie active* est impropre, car, dans tous les cas, les capillaires sont passifs ; sous l'influence du mouvement rapide et précipité du sang, ils perdent leur élasticité, c'est-à-dire la seule des propriétés qui leur permettaient de concourir à la circulation. Le repos favorise le retour de cette propriété toute physique, et il n'est pas étonnant que les parties qui sont congestionnées dans les fièvres reprennent leur volume et leur état primitifs quand elles tombent. Ce n'est pas l'hyperémie qui peut les distinguer des inflammations, car, dans ces deux ordres de maladies, l'hyperémie s'explique de la même manière.

double contour distinct. Elle a les mêmes caractères microscopiques que les vieilles membranes de cellule et le sarcolemme des fibres musculaires striées ; elle est lisse sur ses deux faces, et possède, malgré sa ténacité, un certain degré de solidité. Comme la tunique interne des gros vaisseaux, elle est élastique, rétractile, mais n'est point contractile. Comment pourrait-elle être contractile sans éléments musculaires? Tout à l'heure nous les verrons apparaître pour constituer à chaque organe une circulation dépendante de l'influence nerveuse, et par conséquent spéciale.

Toujours la membrane des capillaires est parsemée d'un certain nombre de noyaux de cellule, placés suivant leur axe, de $0^{mm},007$ à $0^{mm},009$ de longueur, tantôt écartés les uns des autres, et disposés alternativement sur les côtés du vaisseau, tantôt très-rapprochés, rarement opposés néanmoins.

La transition du côté des artères, comme du côté des veines, se fait insensiblement, et il n'est pas facile de la suivre. Vers les artères, les capillaires, en devenant plus larges, présentent des noyaux plus serrés, tandis qu'à leur face externe s'appliquent une tunique adventice amorphe et quelques éléments contractiles; ce sont les rudiments des deux autres membranes qui composent les artères. Bientôt ils vont se multiplier en même temps que la membrane amorphe, hyaline, qui tout à l'heure constituait les capillaires, se transformera en un tissu vaguement fibrillaire, puis en faisceaux plus ou moins gros de fibres, formant, par leurs anastomoses, leur entre-croisement, leur superposition, des réseaux à mailles plus ou moins larges et un véritable feutrage; c'est la tunique interne ou membrane élastique. Les fibres élastiques qui surtout la composent affectent, en général, une disposition longitudinale, laissant entre elles des fentes allongées. Sa face interne est tapissée d'un épithélium, composé de cellules pâles, coniques, mais ne se prolongeant pas sur la membrane des capillaires.

Ce ne sont pas les seules fibres élastiques des parois artérielles : la tunique *externe* ou *adventice* qui sert à maintenir les vaisseaux dans

leurs rapports avec les parties environnantes, à renforcer leur soli-
lidité, en est aussi pourvue ; elles sont fines et constituent, par leurs
anastomoses, des réseaux à larges mailles. Enfin, à mesure que le
calibre des artères augmente, elles apparaissent, se multiplient dans
la tunique moyenne, dont elles tendent à remplacer les éléments
musculaires. On le voit, les fibres élastiques ne sont pas si nombreuses sans dessein : les parois vasculaires leur doivent la rétracti-
lité dont elles jouissent.

La deuxième tunique artérielle, par ordre de superposition, ou
tunique *moyenne*, est surtout formée d'éléments musculaires. Leur
disposition circulaire leur a fait donner le nom de membrane à *fibres
annulaires*. Dans les petites artères, elle est exclusivement composée
de fibres musculaires, sans mélange de tissu conjonctif ni d'éléments
élastiques. Elle est plus ou moins épaisse, suivant leur volume. Les
fibres-cellules qui la constituent, réunies en feuillets, peuvent être
isolées jusque sur des artères de $0^{mm},2$ de diamètre, par simple dissec-
tion, et sur des artères plus petites au moyen de la coction et de la
macération dans l'acide nitrique étendu. Mais, à mesure que les artères augmentent de calibre, et déjà dans celles qui n'ont que 2
millimètres de diamètre jusqu'à 5 ou 7, des réseaux de fibres élastiques apparaissent, distribués d'abord irrégulièrement au milieu
des éléments musculaires, puis présentant dans les vaisseaux plus
gros une certaine tendance à former des couches distinctes, alter-
nant avec les couches contractiles, sans toutefois perdre le caractère de réseaux étendus à travers toute la tunique moyenne ; enfin,
dans les plus grosses artères, ils constituent de véritables lames
élastiques, en même temps que les éléments musculaires diminuent,
deviennent de moins en moins nombreux pour arriver à disparaître
presque complétement. Toutefois dans toute l'étendue de la tunique
moyenne, on en rencontre, mais à où ils sont le moins nombreux,
ils sont en même temps si peu developpés qu'il est douteux qu'ils
possèdent un certain degré de contractilité. Ainsi il existe un balan=

cement entre eux et les éléments élastiques, en vertu duquel les uns
et les autres tendent à se remplacer : on voit les premiers constituer
à eux seuls toute la tunique moyenne dans les artères qui n'ont
pas dépassé 2 millimètres de diamètre ou n'ont pas moins de $0^{mm},25$;
au delà de ces limites d'une part, du côté des capillaires, ils diminuent de plus en plus sans qu'ils soient remplacés par d'autres éléments, d'une nature différente, et d'ailleurs du côté des gros troncs,
ils s'entremêlent avec des fibres élastiques qui les envahissent à mesure qu'ils avancent vers le cœur, pour se substituer même presque
complétement à eux. Aussi, tandis que vers le cœur, les artères
jouissent de toute leur élasticité, la contractilité est moins prononcée ; mais un organe puissant vient y suppléer : c'est le cœur qui
pousse le sang dans toutes les parties du corps, indistinctement. Au
contraire, du côté des capillaires, il existe des éléments contractiles
qui viennent suppléer à l'action épuisée ou du moins amortie du
cœur. Commandés par des influences nerveuses différentes, ils isolent, pour ainsi dire, la circulation de chaque organe. Non-seulement il est utile de décrire les vaisseaux qui lui arrivent et lui adhè-
rent d'une manière intime, au moyen de la tunique adventice ; mais
le sang, soustrait à l'impulsion du cœur, continue néanmoins de
circuler sous leur contraction, et il est indispensable de décrire aussi
la circulation de chaque organe et les agents nerveux qui la commandent. Elle est la même, ou à peu près, dans tous les organes, et
c'est avec le même rhythme qu'elle s'y fait ; mais des causes telles
que l'émotion, l'inflammation, peuvent la modifier dans des régions
déterminées, tandis qu'elle reste normale dans le reste du corps. Il
pouvait paraître difficile de montrer que le sang circule sous l'action
des éléments musculaires des parois artérielles ; mais l'appareil que
M. Marey a imaginé (1) résout la difficulté : en effet, il inscrit entre
deux contractions consécutives du cœur, reconnaissables à leur am-

_____

(1) *Journal de la physiologie*, par M. Brown-Séquard.

pleur, à leur élévation, à leur isochronisme aux battements de cet
organe, d'autres contractions plus nombreuses, moins élevées, que
rien ne peut expliquer, si ce n'est la présence des fibres musculaires
de ces parois. Cette méthode ingénieuse des inscriptions, que
M. Marey a eu l'heureuse idée d'emprunter à la physique (1), montre
que le sang, poussé d'abord par la puissante contraction du cœur,
subit ensuite une série d'ondulations qui suivent et prolongent l'impulsion qu'il a reçue de l'organe central, jusqu'au moment où il arrive dans les capillaires : là il circule d'un mouvement continu, uniforme, dont nous n'avons nulle conscience, et dont l'appareil de
M. Marey inscrirait les mouvements saccadés, si réellement il n'était
continu et uniforme.

La troisième des tuniques artérielles est l'adventice ou l'externe :
elle est surtout composée de tissu conjonctif, généralement entre-
mêlé de fibres élastiques. Mais sur les artères de $0^{mm},2$, elle n'en renferme déjà plus, et ce sont uniquement des fibres conjonctives à
noyaux allongés. D'abord distinctement fibrillaire, elle devient homogène vers les capillaires, se réduit à une mince membrane amorphe et disparaît enfin sur des vaisseaux de $0^{mm},015$. C'est de cette
tunique que partent tous les éléments conjonctifs qui s'insinuent
entre les autres membranes et leurs fibres. Son rôle est moins important au point de vue de la circulation : elle renforce les parois
des vaisseaux, qu'elle accroît en épaisseur ; mais sa fonction principale est de les maintenir en place sans gêner leurs mouvements :
aussi présente-t-elle une certaine laxité ; aussi est-elle dans des rapports déterminés et plus étroits avec les organes au milieu desquels
ils s'insinuent et qu'ils doivent alimenter.

Comme les artères, les veines s'abouchent avec les capillaires d'une
manière insensible, à ce point qu'il est impossible d'établir des li-

---

(1) Depuis longtemps on se servait de cette méthode pour compter le nombre
des vibrations rendues par les cordes ou les plaques sonores.

mites rigoureuses qui permettent de reconnaître les uns et les autres. Toutefois, là où il n'existe franchement qu'une membrane, amorphe, hyaline, il n'y a que des capillaires, et si l'on néglige cette notion qui nous paraît la meilleure pour établir la distinction, on éprouve les plus grandes difficultés.

Comme les artères, les veines sont formées de trois tuniques superposées. Mais constamment leurs parois sont plus minces, ce qui dépend du moindre développement des éléments contractiles et des parties élastiques : aussi sont-elles et plus flasques et moins contractiles.

Si ce n'est une épaisseur moindre, la tunique interne des veines présente une structure analogue à celle des artères, et par suite des propriétés identiques : c'est elle qui se continue avec la membrane des capillaires.

La tunique moyenne contient beaucoup plus de tissu conjonctif, moins de fibres élastiques et musculaires que dans les artères ; mais outre les couches de fibres transversales, elle contient toujours des couches à direction longitudinale ; celles-ci n'apparaissent que sur des veines d'un diamètre moyen compris entre 2 et 7 à 8 millimètres, et sont constituées par des fibres élastiques réunies en réseaux et du tissu conjonctif. Elles sont appliquées immédiatement à la face externe de la tunique interne, et sont, par conséquent, recouvertes par les couches transversales. Celles-ci sont composées surtout de fibres musculaires, puis de tissu conjonctif et d'éléments élastiques. En bien des endroits elles sont recouvertes par des couches longitudinales, et ainsi ces couches, de direction différente ainsi que de composition, se succèdent régulièrement et alternativement, ce qui donne à la tunique moyenne de ces veines un aspect stratifié, qui rappelle celle des gros troncs artériels. Les longitudinales sont toujours réticulées, et quoique très-serrées dans beaucoup de cas, elles ne se transforment jamais en membranes élastiques homogènes et se continuent toujours les unes avec les autres à travers toute l'épaisseur de la tunique moyenne, où les éléments musculaires font surtout défaut dans les veines très-volumineuses ; même cette tunique manque complétement sur quelques-unes, les veines hépatiques par exemple : alors elle est suppléée par des fibres musculaires à direction longitudinale, répandues dans l'épaisseur de la tunique externe, et en rapport immédiat avec l'interne.

La tunique externe ou adventice ne diffère guère de celle des artères ; elle est la plus considérable de toutes, et son épaisseur relative et absolue augmente le plus souvent avec le diamètre des veines.

Notre intention n'est pas d'indiquer tous les agents sous l'influence desquels la circulation se fait dans les veines. La tunique moyenne et les fibres élastiques distribuées dans toute l'épaisseur de leurs parois leur donnent des propriétés semblables à celles des artères. Mais, on l'a vu, l'impulsion que les éléments contractiles des artères communiquent au sang est faible et s'inscrit par des ondulations peu élevées : il en est de même dans les veines où le sang reçoit encore une impulsion moins forte, car ils y sont moins nombreux ; elle est, en partie, perdue pour la progression de la colonne sanguine, car elle porte à la fois sur ses deux extrémités, et si elle ne trouvait une résistance du côté des capillaires, le sang y refluerait : il n'en est pas ainsi, car cette résistance est supérieure : mais une partie de cette impulsion ralentit la circulation dans les capillaires, et l'autre est employée à pousser le sang de proche en proche vers le cœur. La présence des valvules dans les veines n'a d'autre but que de supporter l'effort qui tend à faire refluer le sang. Quand à cette cause de ralentissement se joint la pesanteur, elles sont encore plus nombreuses. Il était nécessaire que les éléments musculaires fussent plus puissants dans les artères que dans les veines, ce que l'anatomie confirme pleinement.

§ VI. — *De la lymphe et des vaisseaux lymphatiques.*

Aux veines, nous rattachons un nouvel ordre de vaisseaux, dont l'importance égale la leur : ce sont les lymphatiques. Ils n'ont avec les artères aucune communication directe et naissent au milieu de nos tissus par des radicules anastomosées entre elles en réseau. Ils charrient un liquide spécial, la lymphe, que nous considérons comme une sécrétion ; il semble alors qu'elle devrait être déversée à la surface de la peau ou des muqueuses ; il n'en est rien : elle traverse des organes particuliers, les ganglions lymphatiques, où elle subit des modifications encore peu connues, avant d'être jetée dans le sang veineux qu'elle concourt à former et qui va s'oxyder et se revivifier dans les poumons. Cette notion apprend qu'assurément la lymphe n'est pas un liquide excrémentitiel : comme le sang des veines, elle contient des produits puisés dans les tissus, devenus impropres aux actes organiques et que des organes glandulaires expulseront du sang artériel, ainsi que d'autres dont l'utilité est incontestable et qui concourent à faire de celui-ci le vrai et le seul liquide nutritif. Tout est disposé dans le corps pour qu'il n'entre dans le sang que deux ordres de substances : les unes sont destinées à la nutrition et aux sécrétions, les autres proviennent des réactions mêmes des tissus et des liquides ; leur existence est forcée, mais non indispensable, et, dans son parcours, il les élimine : il est présumable que c'est en vertu de modifications ultérieures qu'elles subissent dans le sang même, après plusieurs passages dans les poumons, qu'elles arrivent à l'état sous lequel elles sont saisies et éliminées par les organes excréteurs. Nous émettons cette idée en considérant, entre autres exemples, que le sang qui vient des poumons ne passe qu'en partie par les reins, tandis que l'autre portion, la plus considérable, se distribue à tous les autres organes, où, loin de subir aucune opération, elle sert activement à leur nutrition et aux sécrétions. Aussi le rôle des glandes expultrices ne nous paraît pas tant de chasser des produits déterminés, mais d'en limiter la quantité, d'empêcher qu'ils ne soient en excès dans le sang et de régler sa composition. Si l'on veut une comparaison, le rôle de ces glandes est à la proportion relative des divers éléments du sang ce qu'est l'écoulement menstruel à sa quantité.

On discute peut-être encore pour savoir si réellement les vaisseaux lymphatiques naissent par des radicules anastomosées en réseaux. Si les observations et les injections sont favorables à ce genre d'origine, ces réseaux n'ont jamais été examinés avec un grossissement suffisant, et d'ailleurs les injections n'ont pas encore fourni des résultats irrécusables pour tous les organes : c'est au moins ce qui ressort des belles constatations et recherches de M. Sappey (1). Ainsi, comme les capillaires sanguins, les capillaires lymphatiques sont clos partout, et ce n'est qu'en imbibant leurs parois que les liquides peuvent les traverser. Aux extrémités libres, aux bouches absorbantes des auteurs anciens, nous devons substituer des anses, des anastomoses, des plexus, une trame réticulaire, circonscrivant des îles de substance, où l'on trouve les éléments actifs, les cellules et leurs dérivés.

La structure des vaisseaux lymphatiques est à peu près analogue à celle des veines. Leurs capillaires se réduisent à une seule membrane, amorphe, hyaline, très-mince, avec des noyaux appliqués sur sa face interne; mais, à mesure qu'ils se réunissent pour constituer des troncs, les membranes se superposent, et bientôt ils ont trois tuniques, douées de propriétés et de dispositions à bien près semblables à celles des veines. Leurs valvules sont nombreuses, et, grâce à cela, ainsi qu'à l'élasticité et la contractilité de leurs parois, la lymphe circule, toutefois avec lenteur, malgré les forces accessoires.

Les artères, les veines, les lymphatiques, leurs capillaires et les liquides qu'ils charrient, sont indispensables à l'activité des cellules ; aussi les rencontre-t-on dans presque tous les tissus ; cependant

(1) *Traité d'anatomie descriptive.*

quelques-uns en sont dépourvus : ce sont les tissus cartilagineux
et épithéliaux, lesquels sont aussi privés de nerfs.

§ VII. — *Des canalicules destinés au transport des sucs nutritifs dans
certains tissus.*

Si l'on s'arrêtait à la surface des choses, on pourrait diviser tous
les tissus en vasculaires et non vasculaires, et cette distinction a
même son utilité ; mais elle perd de son importance, si l'on considère
que bon nombre de tissus non vasculaires possèdent des systèmes
d'éléments particuliers qui leur amènent des sucs nutritifs émanés
du sang. Les observations microscopiques tendent de plus en plus
à confirmer cette proposition. Depuis longtemps, des observateurs
avaient admis ou même découvert, assurent-ils, des capillaires d'un
diamètre inférieur à celui des globules du sang, en sorte que le sérum y serait seul introduit ; ils les avaient, en conséquence, nommés
vaisseaux séreux. Tout de nos jours, cette opinion a été de nouveau
défendue par M. Lambotte (1) et MM. Doyère et Quatrefages (2),
qui auraient constaté par des injections l'existence de nombreux
vaisseaux d'un diamètre quatre à cinq fois plus petit que celui des
globules du sang. On allait à la recherche de ces vaisseaux, dans le
but de pouvoir expliquer la vie de certains tissus, tels que les cartilages, la cornée. On les avait, assure-t-on, constatés soit dans les
muscles, soit au cerveau, etc., où leur présence ne semblait pas indispensable, tandis qu'on ne les avait guère vus dans les cartilages,
dans la cornée, où leur présence était utile. A ces vaisseaux séreux,
Virchow substitua une découverte importante, celle d'un système
spécial d'éléments anastomosés, au moyen desquels on explique la

_____

(1) Journal *l'Institut,* n° 371.
(2) Journal *l'Institut,* 1847, p. 73.

marche des sucs nutritifs dans les parties pauvres en vaisseaux ; c'est dans des tissus de substance conjonctive qu'il signala leur présence et leur disposition ; il montra leur analogie avec les corpuscules osseux, en sorte qu'on peut même les appeler les corpuscules de tissu conjonctif de Virchow. Ce sont de véritables cellules qui, au moyen de prolongements anastomotiques, communiquent toutes entre elles et conduisent dans toute l'épaisseur de l'organe le plasma que les plus rapprochées des vaisseaux y ont puisé.

Dans les os, ces cellules ramifiées, communiquant entre elles, pénètrent au moyen de leurs prolongements jusqu'à la surface du canal médullaire, où l'on peut voir les pertuis par lesquels elles s'ouvrent : il est possible que les sucs contenus dans ce canal passent d'une manière régulière dans l'épaisseur du tissu osseux, non pas en mouillant toute la masse, mais en suivant des voies spéciales, continues, qu'il est impossible d'injecter par les vaisseaux.

Les dents offrent une structure analogue ; elles sont munies d'une pulpe qui représente leur moelle et par laquelle on peut injecter les canalicules dentaires ; cette pulpe seule est pourvue de vaisseaux. La partie dure au contraire en est privée, mais communique par son système de canalicules avec les corpuscules osseux. La marche des sucs nutritifs est la même que dans les os : ils parviennent jusqu'à la surface en suivant ce système de canaux spéciaux.

Il existe également des conduits semblables dans des tissus mous, mais il est plus difficile de les y voir : voilà pourquoi l'analogie qu'il y a entre ces tissus et les os n'a pu d'abord être comprise. Toutefois on la constate encore assez aisément dans les cartilages et nous notons avec Virchow qu'il est remarquable que cette disposition se reproduise dans une série de tissus formant transition entre le cartilage et d'autres productions de substance conjonctive. Tantôt ce sont des cellules ramifiées, tantôt des tubes fins, étoilés ; mais toujours ils s'anastomosent entre eux et communiquent les uns avec les autres. On les trouve dans les cartilages vrais, les fibro-

9

cartilages, la cornée qui, par la coction, donne de la chondrine,
ce qui la rapproche des précédents : tous ces tissus ne sont en rapport avec le sang que par leur contour ou leur surface ; leur nutrition serait impossible, ils disparaîtraient comme les épithéliums,
sans ces systèmes de conduits formés par l'anastomose des cellules,
et conduisant les sucs exsudés du sang jusqu'aux éléments les plus
éloignés.

Les tendons eux-mêmes n'entretiennent tous leurs éléments qu'à
la faveur d'une disposition identique. Ils n'ont de vaisseaux sanguins
qu'à leur périphérie et dans les couches qui séparent leurs faisceaux ; mais l'intérieur de ces derniers est dépourvu de vaisseaux :
à leur place on retrouve ce réseau de cellules, ce système de conduits servant au passage des sucs. C'est des couches intermédiaires,
formées de fibres cellulaires et de vaisseaux, séparant le tendon en
faisceaux et en fascicules, que partent des éléments étoilés (corpuscules tendineux) qui pénètrent dans l'intérieur des fascicules, s'a-
nastomosent entre eux et sont destinés à établir une communication
entre les parties vasculaires et celles qui sont dépourvues de vaisseaux, ainsi qu'à régulariser la distribution des sucs nutritifs.

L'examen le plus superficiel indiquait déjà une identité à peu près
complète entre le tissu des tendons et le tissu conjonctif, quand
Virchow montra qu'il existe même dans ce dernier, malgré ses artères, ses veines et ses capillaires nombreux, des cellules anastomosées, formant un système canaliculaire, séparant ses faisceaux,
comme les corpuscules osseux séparent les lamelles osseuses, et dis-
tribuant partout également le suc nutritif.

§ VIII. — *Division des tissus.*

Avec les connaissances que nous possédons aujourd'hui, il serait
peu logique de diviser les tissus en vasculaires et non vasculaires,
distinction qui porterait à grouper les cartilages, la cornée, avec les
épithéliums. Les premiers accomplissent leurs phénomènes au moyen

de sucs puisés dans le sang, quoiqu'ils n'aient que des rapports peu
étendus avec ce liquide; les derniers au contraire, dans certaines
régions du corps, n'ont qu'un rôle passif et peuvent être considérés
comme des produits excrémentitiels.

MM. E. Littré et Ch. Robin ont divisé les tissus normaux en *constituants* et *produits,* suivant qu'ils composent essentiellement l'organisme ou qu'ils ne sont que des parties accessoires perfectionnant la
constitution des premiers, émanés d'eux pourtant et susceptibles de
s'en détacher sans les détruire (1). Cette distinction est réelle, il est
vrai ; car, outre que les tissus produits ne sont pas vasculaires, ne
sont formés que par une seule espèce d'éléments, ils ne sont ni sen-
sibles ni contractiles et ne participent pas au mouvement organique
qui constitue la vie et dont ils sont néanmoins une conséquence
forcée : la nature même de ce mouvement est leur seule raison
d'être : aussi nous admettons la classe des tissus produits, dans laquelle se rangent le tissu épidermique, le tissu onguéal, le tissu
pileux, les épithéliums protecteurs, le tissu pigmentaire, etc. Quoi
qu'il en soit, il serait mieux de les classer d'après leur genèse. Cela
est surtout utile pour les tissus constituants, et montre les liens étroits
qui unissent bon nombre d'entre eux; malheureusement nos connaissances imparfaites ne permettent pas de formuler pour tous les
tissus cette distinction d'après la genèse : nous nous en rapproche-
rons autant que possible; c'est ainsi que nous trouvons le groupe
naturel des tissus de substance conjonctive, savoir : le tissu con-
nectif (tissu cellulaire des auteurs qui précédèrent J. Müller), le
tissu muqueux, le cartilagineux, l'élastique, l'osseux et le dentaire.
A défaut de cette base, nous caractériserons les autres tissus par un
ensemble de propriétés qui est tel qu'il les distingue nettement. Au
reste ils ont des fonctions si spéciales, qu'elles pourraient servir à
les classer : ce sont le tissu musculaire, comprenant les muscles

---

(1) *Dict. de médecine,* etc., par P.-H. Nysten, 11ᵉ édit., art. *Tissu.*

lisses et les muscles striés, le tissu nerveux, le tissu parenchymateux
ou glandulaire dont l'activité se traduit par des produits qui généralement sont liquides et se déversent à la surface des téguments, et
le tissu des glandes vasculaires sanguines.

Par les détails dans lesquels il nous a fallu entrer, on peut constater qu'il est actuellement difficile de donner une bonne division
des tissus, ou du moins de trouver la notion fondamentale qui les
groupe ou les écarte ; il faut ajourner jusqu'au moment où l'on
saura exactement tous les rapports qui existent entre eux.

§ IX. — *Des déplacements moléculaires et du renouvellement de la
matière dans les tissus et les organes, et de la génération des forces.*

Nous avons dit que l'activité cellulaire dépend des sucs nutritifs,
que toutes les parties vivantes, sauf les produits, en sont pourvues.
Certes le mouvement circulatoire dont le sang est animé est une
première preuve de cette activité ; nous en trouvons une deuxième
dans les changements de coloration qu'il subit alternativement aux
poumons et aux capillaires généraux ; d'autres encore dans les liquides que fournissent les glandes, dans les mouvements qui les
expulsent, dans l'action qu'ils exercent sur les aliments, dans l'existence des fèces, des urines, de la sueur, dans les effets produits
par la contraction des muscles, par notre volonté, dans nos sensations ; en un mot, dans toutes nos fonctions : tous leurs actes sont
caractéristiques de la vie et du renouvellement de la matière. Cela
ressort encore avec bien plus d'évidence si nous examinons les con-
séquences de la mort, qui d'abord éteint chacune d'elles successivement pour soumettre bientôt notre corps à des influences qui en
désagrégent toutes les parties et l'assimilent entièrement aux corps
inertes. Tout à l'heure nous leur résistions puissamment, en vertu
d'une mutation continuelle : si elle cesse, la vie cesse aussi. La vie,
c'est donc l'action ; mais il s'agit de reconnaître les caractères qui
lui sont propres.

Ce mouvement continuel qui entretient nos tissus est tout à fait

moléculaire; nos sens ne peuvent le saisir et nous n'arrivons à en
bien comprendre la nature que par des moyens indirects. On le sait
déjà, il se passe aux dernières extrémités des artères, aux capillaires, là où les vaisseaux font partie intégrante, essentielle, des organes.

Est-il possible de montrer que ce mouvement existe dans tous les
tissus? Ici nous trouvons une application de la division que nous
avons adoptée : les produits ne sont pas vasculaires, et il devient
impossible qu'ils fournissent des principes au sang ou à la lymphe,
à titre de désassimilation ; en effet, ils ne se décomposent pas et se
détachent de l'organisme par l'évolution même des plus jeunes cellules qui poussent les anciennes devant elles : on en a la preuve dans
la pousse des ongles, des cheveux, dans l'exfoliation des lamelles
épidermiques et des épithéliums protecteurs.

Il en est autrement dans les autres tissus ; leur disposition est
telle, que sans cesse leurs éléments puisent dans le sang des sucs
dont ils se nourrissent, qu'ils modifient, transforment et versent
soit dans la lymphe, soit dans le sang veineux, soit à la surface des
muqueuses. Il serait assurément difficile de donner la constatation
expérimentale du renouvellement continuel de leur matière ; mais
l'histologie montre, pour la plupart, les différentes phases de leur
évolution, et il suffirait, pour enlever les *desiderata,* de se convaincre qu'aucun tissu ne peut séjourner indéfiniment dans l'organisme. Une difficulté qui a beaucoup embarrassé la démonstration
que nous cherchons à donner est la mauvaise méthode qu'on em-
ployait : on voulait prouver pour chaque organe qu'il existe un
mouvement de composition et de décomposition ; aussi était-on le
plus souvent dans l'impossibilité de saisir les preuves. Il suffit, ce
me semble, de montrer que l'assimilation et la désassimilation,
telles que nous les avons définies, existent pour les tissus, et l'on
comprendra ce qui se passe dans les organes qui ne sont qu'un assemblage des éléments de tissus.

Du renouvellement de la matière dans les tissus de substance conjonctive. Ce groupe comprend le tissu muqueux, les cartilages, le tissu des os et des dents, le tissu conjonctif et le tissu élastique. Ce qui les réunit, ce sont les connexions genésiques et la similitude des fonctions. En effet, la substance conjonctive est destinée à fournir des organes de soutien et d'enveloppe aux autres parties du corps : les cartilages, les os, les ligaments en forment la charpente solide ; les membranes muqueuses, les membranes fibreuses, les gaines des muscles, des glandes, des nerfs, etc., servent à envelopper soit des groupes d'organes, soit chacun d'eux ou même chacune de leurs parties ; le tissu conjonctif, le tissu adipeux, la moelle des os, etc., constituent des masses de remplissage ou d'union.

Les connexions genésiques ne sont pas telles que le plus élevé de ces tissus parcourre nécessairement et successivement dans son développement les formes de tous les autres ; mais, partant d'une ébauche commune, ils se développent en plusieurs séries parallèles, pouvant se confondre les unes dans les autres et arriver au même résultat : ainsi le tissu muqueux, les cartilages et le tissu conjonctif, se tiennent par les liens les plus étroits ; l'histologie comparée et les faits pathologiques apprennent qu'ils passent de l'un à l'autre par des transitions insensibles et sont tous capables de devenir du tissu osseux. Virchow a montré que les éléments du tissu élastique proviennent des cellules du tissu conjonctif. Ce sont autant de preuves du mouvement de la matière dans le corps vivant. Jusqu'à présent, nous avons vu simplement ces tissus subir des métamorphoses pour se constituer. Avant qu'on ait observé les phénomènes de la vie et les fonctions cellulaires, on avait démontré que les particules matérielles ne font qu'un séjour limité dans l'organisme ; les expériences portèrent sur les os et furent surtout variées par M. Flourens ; on avait découvert que la garance a la propriété de teindre les os, quand on en fait manger aux animaux : au bout de quelques jours tous les os sont rouges, mais ne le sont que dans leurs couches extérieures, tandis que les couches intérieures restent blanches. Si l'on suspend ce régime pendant quelque temps, un mois par exemple, qu'on le reprenne pendant un mois et ainsi successivement à plusieurs reprises, on obtient des couches qui se superposent et sont alternativement rouges et blanches; successivement on les voit disparaître par rang d'ancienneté, jusqu'à ce que l'os tout entier ait repris sa couleur blanche, alors il n'est plus possible de constater ce double mouvement d'emprunt et de restitution de matière qui s'accomplissait auparavant. M. Flourens a varié ses expériences et toujours il a obtenu les mêmes résultats. Plusieurs physiologistes n'ont pas cru devoir leur donner une si haute valeur; mais il n'en reste pas moins qu'elles montrent la disparition des particules osseuses les plus anciennes et la substitution de particules nouvelles. C'est en vertu de ce même travail de résorption qu'on explique la formation de la cavité médullaire des os, du diploé, des sinus, de beaucoup d'ouvertures osseuses par lesquelles passent des vaisseaux et des nerfs (trou ovale et trou rond du sphénoïde, trous intertransversaires des vertèbres cervicales, canal carotidien, etc.), de la raréfaction des os des vieillards; que le cal des fractures se creuse par les progrès du développement d'un canal médullaire qui l'assimile complétement à l'os; c'est encore en vertu de ce travail que disparaissent graduellement les portions d'os soumises à des compressions prolongées et continues, dont la pathologie fournit des preuves nombreuses soit à la tête, soit aux vertèbres, soit aux membres. Ainsi des tumeurs parties du cerveau ou de ses enveloppes ont aminci les os du crâne, les ont perforés, occasionnant ainsi une perte considérable de substance, sans que jamais on retrouve les portions qui comblaient cette perforation. C'est ainsi que les polypes détruisent les os du nez, la paroi inférieure de l'orbite, etc.; que d'autres productions creusent le squelette des membres. C'est même une loi générale pour tous les tissus, durs ou mous, de s'atrophier et de disparaître par une compression trop forte et continue. Les os se prêtent plus que les autres à la constatation de cette loi, car ils sont inextensibles, ne se déplacent pas et subissent directement

les effets de la compression. L'exemple des tumeurs du cerveau
montre que les membranes de cet organe se laissent aussi résorber,
perforer : elles sont formées par du tissu conjonctif ; elles reçoivent
des vaisseaux et des nerfs ; la substance cérébrale, comme elles, subit
la résorption, se creuse sans qu'on puisse invoquer le tassement des
parties environnantes. Ainsi, non-seulement on voit disparaître les
particules calcaires, mais encore la substance conjonctive, la substance nerveuse, les vaisseaux, les muscles ; jamais il ne survient d'hémorrhagie : tout ce travail s'accomplit silencieusement et ne laisse
constater que les résultats. Toutefois, quand la compression porte
sur les gros troncs vasculaires, et qu'elle n'applique pas leurs parois
les unes contre les autres, il arrive que l'une d'elles peut se perforer
et donner une hémorrhagie mortelle.

Dans ces tissus, la rapidité avec laquelle la matière se renouvelle
est variable : entre autres conditions des différences qu'on observe,
nous signalerons la vascularité variable de chacun d'eux. En effet,
ils ne reçoivent pas tous, en un temps donné, la même quantité de
sang : les cartilages, qui ne reçoivent leurs sucs nutritifs qu'à l'aide
d'un système de canalicules très-fins, où les liquides circulent à
peine, ont une vitalité obscure, et leur matière semble se renou-
veler lentement. Pourtant il ne faudrait pas pousser trop loin cette
conclusion, et si l'on compare le temps nécessaire à la cicatrisation
des tendons ou des os, on sera peut-être étonné d'apprendre que
dans ces deux cas, il est à peu près égal : d'après les expériences et
les observations de M. Bouvier (1), les tendons, après la ténotomie
sous-cutanée, se cicatrisent vers le vingt-quatrième jour ; à cette
époque la structure fibreuse de la cicatrice est tout à fait prononcée,
et celle-ci a le même volume que la partie qu'elle remplace. D'ailleurs ne sait-on pas que, dans les fractures simples, le cal est définitivement forme entre le vingtième et le trentième jour? Le mouve-

(1) Mém. sur le pied bot.

ment de nutrition est très-énergique dans les os ; il est produit par les vaisseaux du périoste qui les recouvre, par ceux de la moelle et les canalicules vasculaires ; les tendons reçoivent les éléments de leur réparation par les vaisseaux de leur gaîne, du tissu conjonctif qui réunit leurs faisceaux et pénètre entre eux, ainsi que par leurs canalicules vasculaires. Si donc on conserve le périoste aux os, le périchondre aux cartilages, le tissu cellulaire aux tendons, on est sûr de les régénérer, de cicatriser leurs plaies, en vertu de la prolification de leurs éléments, qui ne se fait que dans des rapports déterminés avec les vaisseaux.

Dans la plupart des cellules du corps vivant, il se dépose des particules graisseuses qui peuvent, par leur abondance, altérer les organes : ainsi elles s'observent parfois en trop grande quantité dans les cellules hépatiques, et gênent alors leurs fonctions ; mais généralement on doit les regarder comme indispensables aux réactions de l'organisme ; ce sont elles qui constituent surtout le panicule adipeux au moyen duquel elles donnent tant d'embonpoint à certaines personnes ; elles disparaissent bientôt sous l'influence de l'abstinence à laquelle elle supplée ; et si l'on songe à la facilité avec laquelle elles se renouvellent et se déposent de nouveau dans les cellules du tissu conjonctif qui naguère les emprisonnait, on ne peut s'empêcher de reconnaître encore le double mouvement en vertu duquel des éléments entrent dans l'organisme et en sortent constamment.

Du renouvellement de la matière dans le tissu musculaire. Comme les autres, le tissu musculaire peut disparaître sous une compression prolongée et continue. Quand il s'accumule trop de graisse dans le tissu conjonctif qui sépare ses fibres, elles s'atrophient, perdent leur contractilité; et l'on reconnaît à peine le muscle.

On peut, avec M. Chossat, laisser périr des animaux d'inanition et constater qu'ils diminuent de poids ; mais, outre la graisse et

10

les parties liquides qui disparaissent, le tissu musculaire généralement perd près de la moitié de son poids.

On a des preuves encore par trop frappantes dans les modifications apportées dans le volume et l'énergie des muscles par le mouvement et l'inaction : dans le premier cas on les voit s'accroître ; le nombre de leurs fibres se multiplie, et, par l'influence de l'exercice, on peut même produire une prédominance du système musculaire sur tous les autres systèmes organiques ; dans le second, ce sont des effets opposés : diminution des forces et du volume des muscles, et souvent, avec cela, l'embonpoint augmente. On ne méconnaîtra pas le mouvement nutritif, si l'on contemple l'hypertrophie que subit l'utérus pendant la gestation : tous les éléments, même ceux des nerfs, se multiplient. En tête on remarque les fibres musculaires ; des vaisseaux nouveaux se forment ; les tissus conjonctif et élastique participent aussi à cette hypertrophie générale. Mais, après l'accouchement, ces éléments diminuent, se résorbent en partie, et l'organe tout entier reprend son volume primitif.

D'ailleurs on trouve dans les liquides qui imprègnent les muscles des produits qui leur sont propres, qui résultent évidemment de leur combustion et semblent indiquer un travail continu de décomposition.

Du renouvellement de la matière dans le tissu nerveux. Il est difficile d'en donner la preuve expérimentale : les expériences de M. Chossat sur l'inanition, si instructives d'ailleurs, ne permettent de rien conclure sur la nutrition de la substance nerveuse, dont personne néanmoins ne saurait douter. La matière du cerveau, des nerfs ou des ganglions, subit la résorption sous l'influence prolongée de la compression, et si cela ne prouvait assez, nous invoquerions ses rapports avec les vaisseaux et le sang : comme tous les autres tissus, elle est formée d'éléments cellulaires qui sont en rapport immédiat avec les vaisseaux sanguins et lymphatiques : ces vaisseaux sont des plus nombreux et fournissent des quantités considérables

de sucs nutritifs : le sang rouge devient bientôt noir, les lymphatiques se gorgent de liquides. Ces phénomènes ne traduisent-ils pas
les actes de la nutrition ? La substance nerveuse, comme celle de
tous les autres tissus, est remarquable par sa composition chimique :
les principes qui la constituent sont spéciaux et ne se rencontrent
pas dans le sang ; elles sont des intermédiaires entre les termes ex-
trêmes de la combinaison et la décombinaison des tissus.

Du renouvellement de la matière dans les glandes. Elles sont de
deux sortes : ou bien, sous le nom de *glandes vasculaires sanguines,*
elles élaborent aux dépens du sang certains matériaux qui ne sont
pas excrétés par des canaux particuliers, et rentrent dans les liquides circulatoires pour être ensuite utilisés par l'organisme, ou bien
elles versent des produits à la surface des téguments.

Les fonctions et le mode de vitalité des premières sont encore
peu connues. Néanmoins on sait qu'elles modifient le sang artériel
comme les autres organes, qu'elles lui communiquent la transformation veineuse, que les glandes lymphatiques modifient la lymphe
qui les traverse et en sort plus riche en cellules ; on sait encore que
quelques-unes ne paraissent utiles qu'à la vie fœtale ; à la naissance
elles s'atrophient, et sont enfin complétement résorbées, témoin le
thymus. D'ailleurs nul doute que nombre d'organes fabriquent des
produits qu'ils versent dans le sang : on en a la preuve dans les cellules hépatiques et le sucre qu'elles forment, et cette fonction assimile le foie aux glandes vasculaires sanguines.

Ce n'est pas sa seule fonction : il sécrète encore des principes
qui, dissous dans l'eau, constituent la bile et sont versés à la surface intestinale.

Le mécanisme de la sécrétion biliaire est le même que dans les
glandes à conduits de sécrétion. On voit affluer le sang en énorme
quantité ; les capillaires forment des réseaux à mailles étroites
et serrées ; les lymphatiques sont nombreux, et de plus, un
liquide bien différent du sang et de la lymphe, caractéristique de

chacune de ces glandes, vient montrer le déplacement moléculaire dont elles sont le siége. Il est acquis que c'est aux dépens de leurs tissus qu'elles forment les principes de leurs sécrétions, lesquels sont comme les principes immédiats des végétaux (alcaloïdes, essences, résines, etc.) des produits de synthèse. C'est à tort qu'on a cru qu'ils existent dans le sang, et que le rôle des glandes consiste uniquement à les filtrer ; s'il en était ainsi, la somme des produits de sécrétion d'une glande et du sang veineux devrait représenter le sang artériel qui y aborde ; or il n'en est rien, alors même qu'on tient compte de la lymphe qu'elle fournit ; il n'existe pas de rapports directs immédiats entre ces différents termes. Les sécrétions se produisent encore quand le sang a cessé de circuler dans les glandes : prenez-les, soumettez-les à un lavage qui les débarrasse de tout liquide nutritif, et on trouvera pendant quelque temps encore des principes caractéristiques. Pourtant il faut s'entendre : l'urine est remarquable par l'urée qu'elle fournit ; est-ce le rein qui fournit cette substance ? Les expériences et les analyses sont positives et montrent qu'elle existe toute formée dans le sang, en quelque point qu'il circule ; en soumettant le rein au lavage, certes on y trouve de l'urée, mais on en trouve aussi dans les muscles qu'on lave ou dans le liquide qui les imprègne. Ainsi on ne peut assimiler le rôle des glandes sécrétantes à celui des reins ; celles-là fabriquent des principes spéciaux qu'on ne trouve ni dans le sang ni dans les autres organes ; encore devons-nous répéter qu'ils sont particuliers pour chacune d'elles. Mais, pour n'être pas spéciale aux reins, l'urée n'est pas moins un des produits les plus caractéristiques des réactions organiques. Elle vient de la combustion des substances azotées de la trame des tissus, et c'est par les transmutations successives et multipliées qu'elle dérive des matières albuminoïdes ; aussi elle ne se forme jamais directement dans le sang aux dépens de l'albumine ; elle procède de la désassimilation. Elle prend part aux réactions organiques ; elle est d'une oxydation plus avancée que l'acide urique qui parcourt les mêmes transformations qu'elle, et cet acide, ne servît-il qu'à l'éli-

mination des substances calcaires, aurait encore un rôle important.
Il serait difficile que, sans l'élimination par les urines, par la sueur
ou même par d'autres voies supplémentaires, mais anormales, l'urée,
dont l'excès est nuisible à l'organisme, en soit évacuée. L'excrétion
urinaire est donc indispensable. Mais on remarque une analogie
frappante entre la formation de l'urée et les produits de sécrétion :
la première est le résultat même de la nutrition qui s'accomplit dans
l'intimité des fibres azotées ; les autres se forment dans le parenchyme glandulaire et sont déversées sur les surfaces tégumentaires
directement ; c'est après que les sucs nutritifs se sont assimilés aux
tissus que ceux-ci fournissent l'urée ; c'est en vertu de modifications
semblables que les principes azotés, si importants, des sécrétions,
proviennent aussi du tissu glandulaire ; dans les deux cas, les produits sont expulsés de l'économie à la faveur de l'exhalation aqueuse
du sang et même de l'eau produite par les réactions organiques. De
tout temps on a été frappé de la similitude qui existe entre les sécrétions ou les excrétions : cette division n'a même été établie que
parce que dans un cas on trouvait déjà formés dans le sang les principes versés à la surface des téguments, tandis que, dans l'autre, on
ne les y rencontrait jamais, mais toujours dans le tissu même des
glandes, pour être de là versés dans les conduits ; qu'à la place du
tissu glandulaire on substitue les tissus de substance conjonctive, le
tissu musculaire ou nerveux, on aura la raison des différences qu'on
a cru devoir établir et qui paraissaient importantes ; elles ne sont
pas essentielles et ne sauraient faire méconnaître l'analogie qui
existe entre les phénomènes nutritifs et ceux des sécrétions.

Les principes qui résultent des réactions organiques sont variables, il est vrai, mais ils sont toujours en harmonie avec la constitution chimique des tissus ; qu'on ne s'étonne pas de leur diversité
et de leur origine spéciale : une base fondamentale les réunit, c'est
que les sucs nutritifs sont d'abord transformés en la substance même
des organes, y font un séjour et passent par métamorphoses successives aux produits ultimes qui permettent leur sortie de l'économie.

C'est à l'aide de ces mutations que la lymphe se forme : analogie nouvelle entre la nutrition et les sécrétions. On ne s'étonnera pas non plus que celles-ci soient intermittentes ou rémittentes. Dans le premier cas, les produits qu'elles fournissent ne sont sollicités que par des fonctions intermittentes elles-mêmes; dans le second, et telle semble être la sécrétion biliaire, elles se rapprochent davantage de la nutrition dont elles partagent le caractère de continuité, et, de plus, dépendent de fonctions qui les sollicitent aussi à des intervalles réguliers.

D'après les plus récentes observations, qui d'ailleurs n'offrent pas un assez grand degré d'exactitude, le minimum de la masse totale de salive, de bile, de suc gastrique et pancréatique sécrétée dans les vingt-quatre heures, chez un homme pesant 64 kilogrammes, s'élève à 12 kilogrammes et demi, et le maximum à 30. Ces quantités varient avec celles des aliments, en raison directe. Quoique la très-grande partie de ces sécrétions soit représentée par de l'eau provenant directement du sang, leur abondance, les produits solides qu'elles fournissent aux dépens du tissu glandulaire, indiquent qu'elles épuiseraient l'organisme si ce tissu et le sang ne se renouvelaient sans cesse. Elles ne sont pas perdues pour l'économie : parties des glandes, elles rentrent dans le sang avec le produit élaboré des aliments, elles les modifient et les dissolvent; dissolution nécessaire, car c'est à la faveur de cette fluidification que s'accomplissent les phénomènes de la nutrition ; c'est à la fois leur premier et dernier terme, car nulle substance n'entre dans le sang ou n'en sort si elle n'est liquide ou gazeuse, et soluble dans le sérum. Aussi les mutations des parties solides de nos tissus doivent être telles que déjà, au moment où le mouvement circulatoire les résorbe, ils sont à l'état de principes solubles dans le sang, et croyons-nous volontiers que les membranes de cellules, à moins qu'elles ne s'éliminent à la manière des produits épidermiques, finissent par se fluidifier. L'eau, qui est le véhicule universel, acquiert une importance capitale dans le mouvement organique : aussi vient-elle de deux sources, de l'absorption tégumentaire et des réactions organiques elles-mêmes.

M. Lecanu (1) et M. Dumas (2) admettent comme moyenne des pertes faites en vingt-quatre heures par les voies urinaires, 32 grammes d'urée, équivalant à 15 grammes d'azote, auxquels il faut, avec M. Payen (3), ajouter 3 autres grammes environ du même gaz, expulsés par les voies pulmonaires, cutanées et digestives : ce chiffre est encore au-dessous de la vérité, car la desquamation incessante de la peau et des muqueuses est une autre voie d'élimination de l'azote. M. Payen admet qu'il s'exhale journellement par les poumons 250 grammes de carbone, et par les déjections liquides et solides 60 grammes : en tout 310 grammes. Ces pertes incessantes diminueraient graduellement le poids du corps, si l'alimentation ne les comblait. Il est remarquable que la science et l'expérience s'accordent à montrer que la quantité d'aliments nécessitée par ces pertes représente, chez l'adulte, exactement en poids le carbone et l'azote expulsés de l'organisme; et tandis que M. Payen propose comme ration mixte et propre à concilier les nécessités d'une bonne acclimatation avec celles de l'économie 1,000 grammes de pain, représentant 70 grammes de substance azotée et 300 de carbone, et 286 grammes de viande, représentant 60 gr. 26 de substance azotée et 31 gr. 46 de carbone, l'on sait, d'autre part, que depuis longtemps la ration réglementaire du cavalier français est ainsi fixée : 285 grammes de viande, 750 de pain de munition, 316 de pain blanc pour la soupe, et 200 de carottes et autres légumes. Ainsi des substances sortent de l'organisme; des sensations nous commandent impérieusement de les remplacer, et par cette substitution le poids de l'individu reste toujours le même, s'il est adulte Les produits des

---

(1) *Mém. de l'Acad. de Méd.* ; Paris, 1840.

(2) *Chimie physiol. et méd.* ; Paris, 1846.

(3) *Traité des subst. aliment.* ; Paris, 1853.

déjections ne ressemblent pas aux aliments, mais ils traduisent les mutations incessantes et continues qui s'exécutent dans l'organisme avec une régularité et une économie telles, que la souffrance naît du défaut d'équilibre des fonctions.

Le travail qu'un homme peut fournir est aussi mesurable par la quantité de fibres plastiques qu'il consomme dans ses aliments. Aucun d'eux n'agit aussi rapidement que la viande elle-même pour reproduire la chair, pour réparer la substance musculaire dépensée par le travail.

Il en est de même de la chaleur animale : comme le travail, elle montre le déplacement moléculaire, et nécessite aussi des aliments particuliers capables de reproduire les phénomènes dont elle n'est que la traduction. Aussi admettons-nous avec Bischoff (1) des aliments thermogènes, destinés à la production de la chaleur, et des aliments dynamogènes ou les substances albuminoïdes ; car ce sont elles qui engendrent les éléments des tissus et permettent, par conséquent, la manifestation de leurs propriétés dynamiques. Nous sommes loin des efforts que faisaient les anciens pour expliquer la production de la chaleur animale : ils avaient admis qu'elle était *innée*. Mais, d'accord sur le fond de la question, ils ne s'entendaient pas sur le lieu de son origine : Aristote voulait que le sang s'échauffât dans le ventricule droit, Galien dans le ventricule gauche. Les notions encore incomplètes et souvent erronées des chimiatres ne leur permettaient pas de substituer une doctrine satisfaisante à la théorie de la chaleur innée qu'ils avaient renversée ; mais leurs hypothèses contenaient les germes de la grande idée que Lavoisier a développée avec tant de talent et de science. On sait aujourd'hui avec rigueur, et par des preuves irrécusables, que la chaleur animale a sa source principale dans les mutations chimiques de l'organisme ; on restrein-

_____

(1) *De la Nutrition chez l'homme et les animaux* (*Archives gén. de méd.*; Paris, août 1860).

drait la question si l'on croyait, avec Lavoisier, que la combustion du carbone et de l'hydrogène en est la seule cause; elle en est certes la principale; mais on constate, dans les nombreuses expériences qu'on a produites à cet égard, qu'il n'existe pas une concordance exacte entre la quantité de chaleur produite par tout l'animal et la chaleur produite par la combustion du carbone et de l'hydrogène exhalés : on doit admettre que toutes les oxydations, toutes les combinaisons qui s'accomplissent dans l'économie; que les combustions incomplètes des éléments qui sont éliminés à l'état d'urée, d'acide urique, d'acides gras, etc., sont des sources de chaleur.

On pourrait croire que les phénomènes chimiques qui se passent dans le sang sont seuls capables de prouver la calorification : alors le sang artériel devrait avoir une température égale ou supérieure à celle du sang veineux et des organes. C'est le contraire, si l'on écarte les causes accessoires qui refroidissent les veines; il faut rechercher les vaisseaux profonds, ceux qui sont également abrités, quand on compare la température des liquides qu'ils charrient. Les nombreuses expériences de M. Cl. Bernard (1) sont concluantes; ce n'est pas au poumon qu'il faut localiser la production de chaleur destinée à compenser les pertes que l'organisme fait continuellement et à le maintenir à une température à peu près fixe dans des milieux variables; c'est au niveau de l'embouchure des veines hépatiques dans la veine cave que le sang présente la température la plus élevée; si la source de la chaleur devait être circonscrite en un foyer unique, ce n'est plus au poumon, mais dans le foie qu'on le localiserait. Il n'y a pas d'organe spécialement producteur de chaleur à l'exclusion des autres; tous les tissus, excepté les produits épidermiques et les parties privées de conduits nourriciers, développent du calorique. La

---

(1) *Leçons sur les propriétés physiol. et les altérations pathol. des liquides de l'organisme*, t. I.

contraction élève la température des muscles (1) en même temps que le sang en sort plus noir que pendant le repos ; le parenchyme des glandes en activité élève la température du sang ; si au contraire, sous l'influence d'une accélération de la circulation, ce sang conserve sa couleur vermeille et rutilante, il ne possédera à sa sortie que la température qu'il avait à son entrée dans la glande ; en empêchant autant que possible la déperdition du calorique dans la veine jugulaire, le sang qui vient du cerveau est non-seulement noir, mais plus chaud que celui de l'artère carotide ; les tendons, les aponévroses, qui sont riches en sang, ont aussi une température indépendante des organes qui les entourent ; elle est moins élevée que celle des muscles, etc.

Mais le sang qui vient des organes est variable dans sa température, comme par sa composition ; dans l'oreillette droite, le sang très-chaud de la veine cave inférieure se mêle à celui de la veine cave supérieure, alors sa température tombe comme elle s'était élevée par son mélange avec celui des veines sus-hépatiques. Tous les liquides qui, avec des températures différentes, se sont mélangés dans le cœur droit n'ont plus qu'une même température ; ils passent à travers les poumons où l'évaporation aqueuse et le contact de l'air les refroidissent ; désormais le sang artériel est constitué avec une température et une composition déterminées, et qui ne varieront qu'au moment où il pénétrera dans les capillaires : là où les organes sont plus chauds que lui, il leur prend du calorique pour le céder à ceux qui pourraient l'être moins, et cela en vertu des lois du rayonnement, du mélange des liquides et de la conductibilité variable des tissus : c'est un liquide équilibrateur qui opère une répartition aussi égale que possible du calorique. Aussi la température des différentes parties du corps varie-t-elle entre les limites étroites de 1 à 2 ou

(1) M. Becquerel a constaté que, pendant la contraction, la température d'un muscle s'élève toujours, et que la variation peut atteindre 1 degré centigr.

3 degrés. Ce rayonnement calorifique exige un certain temps et serait impossible ou, du moins, incomplet avec une circulation trop rapide; chaque organe possède une circulation locale, lente, indépendante pour ainsi dire de l'impulsion cardiaque, et favorisant cet équilibre qui tend à s'établir partout et à rendre les tissus solidaires entre eux.

Comme les exhalations, la calorification animale est un phénomène constant, continu, traduisant et montrant la continuité du mouvement organique.

Le travail et la chaleur que l'homme fournit ne sont possibles qu'avec la permanence des forces : elles persistent, en effet, avec la vie dans des rapports déterminés, changent de direction avec le déplacement moléculaire et le renouvellement de la matière, se transforment par les changements qui surviennent dans nos tissus, et constituent des conditions au milieu desquelles ils s'accomplissent. Aussi la chaleur qui naît, ou mieux, est mise en liberté par nos réactions organiques, n'est qu'une direction nouvelle de la force qui maintenait la constitution moléculaire de nos parties vivantes, tout comme les liquides que sécrètent les glandes ne sont qu'une nouvelle disposition des éléments qui formaient ces organes ou pénétraient dans leur parenchyme. Cette chaleur transforme en vapeur l'eau que la respiration exhale ou, du moins, elle est une des conditions à la faveur desquelles cette évaporation s'accomplit; en même temps le sang se refroidit. On peut dire que nous éliminons du calorique comme nous éliminons de l'eau, de l'acide carbonique, de l'urée, etc. A ce titre, la température des animaux est bien plutôt un résultat du mouvement organique qu'elle n'en est la cause. Mais comme l'urée, comme l'eau, comme l'acide carbonique, l'acide lactique, etc., elle reste constante au milieu des mutations de nos parties vivantes; elle concourt aussi à les produire, à réveiller certaines affinités, à compléter, en un mot, les conditions à la faveur desquelles les réactions de la vie s'accomplissent.

Ainsi la chaleur n'est pas innée : on n'a méconnu sa provenance que par faute d'ignorance, qu'à l'époque où l'esprit d'examen ne scrutait guère les phénomènes de la nature ou ne pouvait encore les comprendre ; alors on croyait qu'elle était une force vitale, particulière, un principe indépendant de la matière et qui la gouvernait. Il n'en est rien, et il ne se produit en nous aucun effet qui ne soit accompagné d'un déplacement moléculaire.

Également dans les muscles, il se développe des forces traduisibles en mouvements ; mais, comme dans le cas précédent, il se produit en même temps des changements et des décompositions moléculaires en vertu desquels la fibre musculaire se détruit et se renouvelle sans cesse ; cela ressort nettement de la coloration et de l'élévation de température que le sang possède au sortir des muscles qui se contractent. Le double effet de cette contraction est une production de calorique et de mouvement, et si l'on pouvait dans l'équation établie entre la contraction, d'une part, le calorique et le mouvement, de l'autre, annuler l'un des termes du second membre, il se transformerait dans l'autre et l'augmenterait d'autant ; mais il n'est pas possible de recourir à ce genre de démonstration, car tous ces phénomènes dépendent si étroitement les uns des autres, qu'enrayer l'un, c'est détruire les autres : il faut les laisser subsister en les activant, et l'on constate alors que la contraction ne s'accroît qu'à la condition d'accroître la chaleur et le mouvement ; que, sous un climat froid, où il est nécessaire que la déperdition du calorique animal soit compensée, la température ne se maintient à son degré normal qu'à la faveur de l'exercice plus fréquent des organes musculaires ; qu'au contraire, sous un climat chaud, le mouvement répugne et les puissances musculaires sont moins actives. Ce sont des résultats de l'observation la plus élémentaire, et il est certain que l'expérimentation donnerait les mêmes résultats. Ne sait-on pas qu'à l'aide d'une nourriture justement calculée, on donne à un cheval les forces nécessaires pour accomplir le travail qu'on exige, en évitant ainsi qu'il augmente en chair (1) ; il existe un équilibre entre l'alimentation, les forces qu'elle développe et les pertes que l'animal éprouve, et qui se traduisent par les différentes voies d'élimination. On a même établi une ration d'entretien et une ration de travail, en vertu desquelles on calcule qu'il y a bénéfice à se servir d'un seul animal auquel on donnerait deux rations de travail au lieu de deux qui ne recevraient chacun qu'une seule de ces rations.

Il est plus difficile d'appliquer les mêmes raisonnements aux actes de la vie cérébrale. La substance nerveuse produit aussi des forces à l'aide desquelles la contraction musculaire est mise en jeu, l'intelligence même produit mille effets. C'est surtout ici qu'on peut invoquer des propriétés indépendantes de la matière; mais qu'on se reporte à l'époque où l'on croyait que la chaleur était innée, et l'on comprendra que tout principe vital pourrait aussi n'être que le résultat des transformations moléculaires et d'une direction nouvelle des forces. Les actes de la vie cérébro-spinale sont d'un ordre différent de ceux que nous venons d'examiner : ce sont des excitations et des impressions. Les premières sont formées par les sens qui nous mettent en rapport avec les influences du monde extérieur; mais, dès qu'elles ont agi, elles sont transformées en impressions qui désormais seront les excitants des déterminations volontaires. Or, en même temps que nos sensations sont éveillées, que notre volonté agit, que notre intelligence travaille, on constate que le sang est modifié, qu'il y a production de calorique; on peut donc établir une autre équation entre les excitations et les impressions, d'une part, la génération de chaleur et les actes divers produits par la substance nerveuse, la contraction musculaire par exemple; et l'observation journalière montre que cette relation est telle que plus les membres du premier terme grandissent, c'est-à-dire plus les excita-

(1) Boussingault, *Économie rurale*, t. II, p. 255 et suiv.

tions sont violentes et profondes, plus la chaleur s'accroit, plus
grande est la contraction musculaire ainsi que les actes qu'on rattache
aux fonctions de la substance nerveuse. Elles peuvent être telles
que les sens, le cerveau et la moelle s'enflamment et se désorgani-
sent; alors plus de manifestation, plus de transformation normales,
car celles-ci dépendaient de la structure et de la disposition moléculaire des éléments constitutifs des organes. Si ces éléments se transforment réellement, il faut de toute nécessité qu'ils se renouvellent, et
le mouvement circulatoire qui leur amène le sang devient indispensable et ne saurait se rompre sans détruire les forces qui partent de
la substance nerveuse. Pendant le sommeil, les sens et l'animal tout
entier se soustraient à l'action des agents qui l'entourent, et en
même temps que les paupières s'abaissent, les sensations s'émous-
sent, les fonctions s'allanguissent, les muscles se relâchent, le corps
se refroidit; l'intelligence et la volonté sont inactives et ne peuvent
s'exercer qu'à la condition que l'économie tout entière soit éveillée.
Dans l'état de léthargie ou de mort apparente, on constate l'aboli-
tion momentanée des facultés sensorielles et intellectuelles, mais en
même temps les autres propriétés qui font reconnaître la vie sont
suspendues ou affaiblies. La syncope, qui ralentit le mouvement
circulatoire, anéantit les manifestations cérébrales. On le voit, il
suffit des excitations venues du monde qui nous entoure, de leurs
transformations en forces diverses, et de changements moléculaires
pour expliquer la vie. Les phénomènes intellectuels eux-mêmes
n'échappent pas à ces conditions et elles suffisent à leur production.
Quand le premier homme fut créé, il lui suffit pour vivre non pas
du souffle divin, mais du monde que Dieu avait créé, car il y trouva
des excitations capables de le faire passer de l'inertie à l'activité. Il
nous semble donc que ce n'est pas dans le sang qu'il faut rechercher la cause des excitations organiques, mais dans le déplacement
moléculaire incessant des tissus et dans la transformation des forces
inhérentes à la matière. La vie cesse si le cercle de ces transformations est interrompu. Le sang est nécessaire au cerveau, au cer-

velet, à la moelle, aux nerfs, car il leur apporte les matériaux nécessaires à leurs déplacements moléculaires et à la génération des forces capables, entre autres effets, de faire circuler ce sang. Ainsi rien ne se perd, rien ne se crée, la matière change; c'est là tout le secret de la vie.

Les forces motrices et excitatrices, ainsi que la chaleur, peuvent être développées aux dépens des matières azotées, mais la graisse produit uniquement de la chaleur. Il faut donc que dans l'organisme une transformation de matières azotées ait toujours lieu à quelque degré, car c'est elle qui produit ces forces indispensables aux opérations continuelles de la vie. Voyez l'animal qu'on nourrit à la fois de viande et de matières grasses: la première est utilisée par les fonctions de l'économie, tandis que la graisse est accumulée dans l'organisme où elle sert de réserve; la viande est toujours et dans tous les cas transformée d'abord, et c'est à ses dépens que se fait non-seulement le travail de l'organisme, mais encore la production de la chaleur animale. L'expérience fournit quelques notions importantes qui viennent appuyer tout ce que nous avons dit : en effet, un tiers, ou même un quart de la viande que l'animal réclame quand on l'en nourrit exclusivement, suffit à la réparation des forces dépensées, si en même temps on ajoute la quantité de graisse ou de sucre nécessaire au développement de la chaleur. Les hommes et les animaux fort gras, tant qu'ils ne sont pas astreints à de grands efforts musculaires, résistent plus longtemps à la faim que d'autres qui sont plus maigres. On sait encore que l'alimentation d'un animal engraissé exige beaucoup moins de viande que celle d'un animal maigre, sans que ce dernier soit capable d'une plus grande dépense de forces, même avec une nourriture plus abondante. Dans ces exemples, la graisse et le sucre, aliments thermogènes, empêchent une transformation inutile des molécules azotées; si les animaux en sont privés, ils vivent de leurs chairs qui s'épuisent à produire du calorique et perdent de leurs propriétés dynamiques.

§ X. — *Est-il possible d'indiquer le temps nécessaire aux évolutions organiques?*

On ne possède rien de positif à cet égard, et les notions les plus rigoureuses ne donnent que des approximations insuffisantes. Les anciens admettaient qu'il faut sept ans pour le renouvellement complet de notre corps; Bernouilli, trois ans (1). Bien des éléments manquent à la solution de cette question et rendent le calcul impossible ; mais des raisons multiples portent à croire que certains tissus vivent plus activement que d'autres, que cette activité est proportionnelle à la quantité de sang qu'ils reçoivent, à leurs affinités pour les sucs nutritifs, à leurs fonctions. Ainsi on ne saurait, par des calculs qui embrasseraient à la fois toutes les parties vivantes, avoir une idée exacte de la rapidité du renouvellement de leurs molécules. Toutefois nous considérons comme positif qu'il existe une relation telle dans le mouvement nutritif de tous les tissus, qu'il ne s'accroisse dans l'un d'eux, sans retentir dans les autres ; que la prédominance d'un système d'appareils fonctionnels ne saurait jamais s'élever au point d'anéantir les autres ; il y a déjà trouble quand un tissu germe trop vite ; ce n'est alors qu'au détriment des autres: ainsi procède le cancer : on aurait tort d'en chercher la cause dans le sang ; la teinte cachectique qu'il produit, et qu'on remarque dans les maladies chroniques, est due à l'altération qu'ils lui font subir ; elle en est le résultat. Néanmoins, dès la naissance, si la maladie doit être héréditaire, il existe dans les tissus des propriétés et des affinités telles, qu'en raison même du mouvement organique et des modifications qu'il subit avec l'âge, ou d'autres influences, elles sont réveillées; elles peuvent s'acquérir autrement que par l'hérédité ; mais toujours elles s'exercent fatalement, et nos moyens thérapeu-

_____

(1) *Dict. de méd.* en 30 vol., art. *Nutrition.*

tiques sont souvent impuissants à les détruire. On sait qu'en effet, pour enlever une tumeur cancéreuse, on ne met pas l'économie à l'abri de nouvelles atteintes. Il en est de même pour toutes les diathèses. Ainsi nous trouvons une nouvelle application de ce mouvement continuel de la matière, en vertu duquel elle subit les transformations les plus variées, soit en arrangements moléculaires, soit en manifestations dynamiques.

Si l'on juge par la continuité du mouvement nutritif, par les produits éliminés, par la vitesse du torrent circulatoire, par la formation de la lymphe et des sécrétions, par les changements que subit le sang artériel, par les dépenses de contraction musculaire (1), par la quantité d'aliments et de boissons que nos sensations nous obligent à prendre, par le peu de temps que l'inanition réclame pour

---

(1) Donders calcule et évalue que la force dépensée par le cœur en vingt-quatre heures est capable d'élever à la hauteur de 1 mètre 86,400 kilogrammes en vingt-quatre heures, ou bien, à la même hauteur, 1 kilogramme en une seconde (voir dans les *Archives gén. de méd.*, août 1860, le mémoire de Bischoff sur la nutrition chez l'homme et les animaux). C'est encore dans ce mémoire que nous trouvons les détails suivants : la force dépensée par l'appareil respiratoire est, d'après la plus haute estimation, à chaque inspiration, de 400 kilogr., et, d'après la moindre, de 83 kilogr. élevés à une hauteur égale à l'amplitude de la dilatation du thorax.

On n'est pas encore parvenu à calculer la force nécessaire aux mouvements des organes digestifs; «mais il est évident, dit Bischoff, qu'elle est en rapport direct avec la quantité de sang, qui elle-même est nécessairement proportionnelle à la quantité des matières hématisées dans un temps donné, car ce sont précisément ces matières qui constituent la masse à mouvoir; il est d'ailleurs démontré que le travail du cœur, ainsi que le nombre et l'amplitude des inspirations, est en rapport direct avec la quantité du sang.»

Le calcul est plus difficile pour les muscles soumis à la volonté; cependant le même auteur adopte que la force dont l'homme adulte peut disposer est telle qu'elle pourrait, pendant vingt-quatre heures et en chaque seconde, élever un poids de 3 kilogr. à la hauteur de 1 mètre, ce qui fait à peu près le triple de la force dépensée par le cœur.

12

arrêter les actes de la vie, par la disparition rapide de l'embonpoint et l'affaiblissement musculaire, par l'appauvrissement du sang, par la quantité énorme de chaleur que l'animal dégage, etc. (1), on admettra facilement que les trois ans assignés par Bernouilli pour le renouvellement complet du corps sont un temps trop long et vraiment exagéré. Si, pour résoudre ce problème difficile, nous nous appuyions sur quelques données grossières et peu rigoureuses pour le sujet qui nous occupe, si, par exemple, nous comparions le chiffre de 500 grammes, représentant à peu près le poids de substances assimilables qui entrent journellement dans la constitution du sang, et qui n'en sauraient sortir sans passer par tous les termes de l'organisation et de la désorganisation ; si, dis-je, nous comparions ce chiffre au poids total de 60 kilogrammes qu'atteint en moyenne le corps d'un adulte, nous trouverions qu'il ne faut pas plus de cent vingt jours pour la disparition complète des molécules qui le constituent. Ce calcul toutefois ne donnerait que le temps pendant lequel une molécule simple séjourne dans l'économie, sans nous apprendre les nombreuses mutations qu'elle y subit. D'ailleurs ces mutations ne s'accomplissent pas toutes avec la même rapidité, et ce qu'il importe surtout de savoir, ce n'est pas leur durée, mais leur continuité leur enchaînement, leur régularité.

§ XI. — *Caractères du mouvement organique. Des affinités des tissus et liquides vivants.*

Cette continuité, cet enchaînement, cette régularité sont trois caractères qui distinguent le mouvement nutritif ; quoi qu'il arrive, les deux premiers subsistent toujours ; le dernier se laisse modifier par l'âge et les influences extérieures, mais persiste

---

(2) L'homme produit dans vingt-quatre heures près de 4,000,000 de calories, c'est-à-dire la quantité de chaleur nécessaire pour élever 40 kilogr. d'eau à la température de 0° à 100°.

néanmoins : c'est ainsi que les gaz exhalés par la respiration, l'eau rendue par les urines et les sels qu'elles dissolvent, etc., sont constants, sinon dans leur quantité, du moins dans leur nature. Les nombreuses injections de gaz que MM. Leconte et Demarquay (1) ont faites dans le tissu conjonctif et le péritoine, montrent qu'il y a constamment absorption d'oxygène et exhalation d'acide carbonique quand ils injectaient de l'air, ce qui, sous ce rapport, rapproche ces phénomènes de la respiration pulmonaire, mais qu'on ne saurait considérer ces deux faits comme identiques ; car, dans le cas des injections, les rapports entre l'acide carbonique exhalé et l'oxygène absorbé varient sans cesse. Cette différence ne doit pas étonner, car il n'est pas indifférent, pour la régularité des phénomènes de la respiration, de les placer ailleurs qu'aux poumons, où le sang arrive avec une composition déterminée. C'est toujours dans les mêmes conditions, dans le même ordre, que les différents actes du mouvement organique s'enchaînent et se succèdent, et il n'est jusqu'à la place que chaque organe occupe, ou du moins ses rapports, qui n'aient été réglés, calculés, fixés.

A la rigueur il suffit de démontrer la réalité de la désassimilation pour prouver la nécessité du mouvement d'organisation ; car la charpente des tissus et des organes ne subsisterait pas si les molécules qui en sortent n'étaient remplacées. Cette substitution est telle qu'une seule des conditions du mouvement organique reste immuable; c'est la forme des parties vivantes, et c'est à l'aide de cette circonstance que, au milieu du renouvellement incessant de la matière, persistent les forces qui la gouvernent, et dont elle-même est le dépositaire. Mais veut-on se convaincre par l'expérience? Tout le monde connaît les belles observations de Spallanzani sur la reproduction des pattes de salamandre ou de la queue des têtards ; il coupait et détachait complétement ces portions du reste de ces animaux,

_____

(1) *Archives gén. de méd.;* Paris, 1859.

et, chose remarquable, elles se régénéraient avec leur forme primitive ; cependant la patte d'une salamandre se compose d'un carpe, composé lui-même de sept os ; d'un métacarpe, composé de quatre os ; de quatre doigts, composés chacun de deux et même de trois phalanges ; en tout vingt os. Si l'on coupe le membre entier, ce sont trois os, et trois grands os de plus, qu'il faut ajouter, un pour le bras, et deux pour l'avant-bras. Ce n'est pas seulement la forme générale qui persiste, mais encore celle de chacune des parties prises isolément, avec toutes leurs particularités, les os avec leur tête articulaire, leurs ligaments, les empreintes des insertions musculaires, leurs rapports ; il en est de même des muscles, de la peau, des vaisseaux, des nerfs, etc.

Il en est de même dans les animaux supérieurs : on possède des faits nombreux où l'on a vu des os entiers périr et se reproduire. Mais, on le conçoit, certaines conditions sont indispensables à cette régénération, et elle n'a lieu pour les os qu'autant que le périoste est conservé, que le sang lui apporte des sucs nutritifs, que la continuité des tissus régénérateurs n'est pas complétement interrompue.

M. Vulpian (1) a démontré que, si l'expérience est faite sur des embryons très-jeunes de grenouille, au moment où ils n'ont encore que des branchies extérieures, la queue détachée elle-même survit pendant quelque temps (une vingtaine de jours), et peut être le siége de phénomènes vitaux les plus incontestables. «Ainsi, dit-il, la plaie se cicatrise, une partie nouvelle s'ajoute en ce point à la queue, et cette partie, qui peut constituer la huitième partie de la longueur totale de la queue, semble plus jeune : elle est plus transparente. n'a pas d'axe médian ; les cellules y sont remplies d'un plus grand nombre de granulations. Les vaisseaux se ramifient, des cellules étoilées donnent naissance à des capillaires sanguins, des cellules pigmentaires et cutanées apparaissent, etc. » Il est bon de remar-

---

(1) *Journal de la physiol.*, par M. Brown-Séquard, t. I, p. 805; année 1858.

quer que la section de la queue n'avait emporté aucune partie de la moelle épinière.

Ces phénomènes ne se produisent pas sur la queue des têtards bien développés, car elle perd tout mouvement dès quelle est enlevée, à moins que la section n'ait emporté une partie de la moelle épinière, en la faisant près de sa base.

Ce fait intéressant n'est pas unique, et les expériences nombreuses tentées sur les muscles et les nerfs montrent que leurs propriétés persistent encore après la mort, pendant quelque temps, et peuvent être réveillées par des agents physiques, mécaniques ou chimiques.

Pour comprendre le mouvement organique, on doit admettre une attraction réciproque entre les principes du sang et ceux des organes : elle est le point de départ de l'activité vitale, ou du moins une des conditions indispensables. Mais est-elle réelle ? Il est acquis qu'à travers la membrane des capillaires il se fait un passage de liquides, en vertu duquel ils sortent du sang et y rentrent incessamment : l'absorption se démontre par des expériences élémentaires et nombreuses ; ou peut la suivre des yeux et constater que beaucoup des substances qu'elle entraîne parcourent le cercle circulatoire et en sortent par tel ou tel organe, et, suivant leur nature, se fixent dans des tissus déterminés, sont éliminées par glandes spéciales, et que toujours cette prédilection est commandée par une autre circonstance que celle de la circulation ou de l'osmose. Certes il était indispensable que le sang fût en contact avec les éléments histologiques, car les affinités s'affaiblissent avec la distance des corps ; mais, dans nombre d'organes, la disposition vasculaire est la même, en sorte que le mouvement du sang, la tension qu'il exerce sur la membrane des capillaires, sont insuffisants à expliquer ce choix des organes et des tissus pour les substances qu'il contient.

Il n'est pas douteux qu'il se fasse des transsudations à travers les parois vasculaires : c'est ce qu'on voit toutes les fois qu'une gêne mécanique ralentit la circulation veineuse ou l'intercepte complètement ; mais ici la bonne harmonie qui existe entre les puissances

motrices et les résistances à vaincre est détruite, et la membrane des
capillaires subit une tension inaccoutumée qui dilate ses pores et fait
transsuder la partie séreuse du sang. Mais les éléments histologiques
n'en profitent pas ; ils peuvent y puiser les principes dont ils ont
besoin, et laissent le surplus se répandre et se perdre soit dans les
mailles du tissu conjonctif, soit dans les cavités séreuses, soit dans
le parenchyme des organes, mais toujours dans les intervalles qu'ils
circonscrivent. Il se fait encore des transsudations toutes les fois que
le sang perd de sa viscosité par la diminution de l'albumine qu'il
tient en dissolution : à l'état normal, tout est calculé, et le rapport
est tel entre cette viscosité et la tension que supportent les parois
vasculaires, que jamais ces épanchements n'ont lieu. S'ils se produisaient par le fait de la tension, ce serait certes autour des éléments
cellulaires, et non dans leur intérieur, dans les organes mous et
lâches de préférence ; de telle sorte que les mailles du tissu conjonctif, les cavités séreuses, etc., seraient toujours inondées de liquides, comme cela arrive quand il y a gêne de la circulation veineuse.

D'autres faits montrent les organes, les parenchymes surtout, tur-
gescents, énormes du sang qui distend leurs capillaires, sans qu'il se
fasse de transsudation ; en même temps que les vaisseaux sont dila-
tés, le cours du sang peut y être notablement accéléré, à tel point
qu'il reste artériel jusque dans les veines ; il s'agit des congestions
et l'on ne saurait établir une corrélation nécessaire entre elles et la
production d'épanchements séreux, qui le plus souvent manquent.

Sans doute, une partie qui reçoit plus de sang que d'ordinaire
est à même d'y puiser plus de principes nutritifs ; mais jamais on
ne peut la forcer à les absorber en dehors de cette attraction qui
est l'une des propriétés essentielles de la matière qui la constitue.
On connaît les belles expériences de M. Cl. Bernard sur l'activité
sécrétoire des glandes ; elles viennent à propos éclairer notre sujet.
Nous négligeons les circonstances préliminaires, les premières re-
marques qu'il sut si bien féconder pour arriver à sa belle décou-

verte. Lorsque l'on considère la glande sous-maxillaire à l'état physiologique, avec tous ses nerfs et au repos, c'est-à-dire au moment
où l'on ne constate l'écoulement d'aucun liquide de sécrétion, le
sang qui en sort est noir; lorsqu'au contraire la circulation y
est activée, il en sort rouge, et alors les conduits de la glande se
remplissent de la salive qu'ils doivent verser à la surface de la muqueuse buccale. On peut à volonté commander ces phénomènes et
constater que ces différences tiennent à l'antagonisme de deux
sortes de filets nerveux : les uns viennent du grand sympathique,
les autres du tympanico-lingual. En effet, par la section des premiers, le sang veineux perd sa couleur noire pour devenir vermeil
et rutilant d'une manière permanente. En rétablissant leur activité
par le galvanisme, il redevient bientôt très-noir, pour reprendre sa
couleur rouge dès que la galvanisation a cessé. On peut faire la
contre-épreuve de cette expérience : toute excitation qui, perçue
par le nerf lingual, remonte vers l'encéphale, puis, réfléchie par la
corde du tympan, vient agir sur la glande, fait écouler la salive :
c'est ainsi qu'agit, entre autres substances, le vinaigre qu'on instille
dans la gueule d'un animal. On s'en assure en coupant les filets
tympaniques : la galvanisation des bouts centraux ne produit absolument rien, celle des bouts périphériques produit la salivation.
Mais ces influences opposées agissent-elles directement sur le tissu
glandulaire? Non, et ce n'est qu'en modifiant la circulation sanguine que les phénomènes chimiques sont eux-mêmes modifiés.
Les nerfs que nous venons d'examiner sont moteurs et agissent en
resserrant ou dilatant les vaisseaux sanguins : le sympathique est
constricteur, le tympanico-lingual est dilatateur, ou mieux, influence
leur contractilité de telle façon que l'impulsion cardiaque se transmet plus directement et augmente la circulation dans les capillaires
de la glande. La dilatation extrême qu'ils subissent par la tension
du sang coïncide avec son passage direct dans la veine avec sa
couleur rouge et son mouvement pulsatif; leur resserrement
extrême coïncide, au contraire, avec son écoulement très-faible et

un changement de coloration. Dans ces conditions, si la tension du sang était suffisante à produire une transsudation, celle-ci s'accomplirait, mais ce serait de la sérosité, ou mieux le plasma lui-même. Or ce n'est pas ce qu'on observe : on sait que les sécrétions empruntent de l'eau au sang, ainsi que des sels; mais les quantités qu'elles lui enlèvent sont variables avec les organes et indépendantes des seules conditions de la circulation.

Sans ces affinités, on ne comprendrait pas l'action de nombre de médicaments : en effet, les uns agissent spécialement sur le cerveau, les autres sur la moelle, sur le grand sympathique; d'autres sur la fibre musculaire directement, sur les glandes, sur les éléments du sang, et sont telles qu'elles empêchent celles de nos laboratoires de s'accomplir souvent, en sorte que ce serait une grave erreur que de croire que les substances qui siègent dans nos tissus doivent se comporter comme dans des tubes et des appareils de verre; le plus souvent ces derniers ne participent pas aux réactions des corps qu'ils renferment : il en est autrement dans l'économie vivante, où les liquides et les solides s'influencent réciproquement, où leurs affinités peuvent modifier, changer même les phénomènes que nous observons dans le monde extérieur. Mais les lois générales de l'attraction des corps les uns pour les autres subsistent toujours : il suffit, pour comprendre les réactions animales, de caractériser les affinités des substances qui sont en présence. Voici une preuve expérimentale : si dans une solution aqueuse de lactate de fer on ajoute quelques gouttes d'une solution de prussiate de potasse, il y a de suite formation de bleu de Prusse ; mais la réaction n'a pas lieu, si le prussiate est en présence du lactate en dissolution dans du sérum ; elle ne se produira qu'à la condition de précipiter l'albumine qui s'était combinée avec le fer. Il en est de même dans le sang en circulation; le prussiate de potasse et le lactate de fer peuvent y être injectés impunément ; si c'est par les deux veines jugulaires, on est sûr que ces deux sels se rencontreront dans l'oreillette droite et désormais circuleront ensemble ; pourtant on ne trouve aucune coloration de bleu de Prusse ni dans les poumons, ni dans le cœur, ni dans les artères, ni dans les veines. Le bleu de Prusse est insoluble dans le sang, et formé dans l'oreillette droite, il se trouverait dans les capillaires pulmonaires qu'il ne peut pas traverser, ainsi que le démontre clairement l'injection directe de cette substance. On est frappé néanmoins, dans le cas de l'injection du prussiate et du lactate, de constater qu'ils se sont combinés, lorsqu'ils arrivent dans l'estomac ou la vessie qui les ont éliminés ; c'est qu'alors séparés de l'albumine, leurs affinités peuvent librement s'exercer. Les expériences de cette nature sont aujourd'hui nombreuses et prouvent que les éléments du sang opposent un obstacle à des affinités qui pourraient déterminer la combinaison de substances inorganiques (1).

Pour que cette attraction des organes et des tissus sur les principes divers du sang ait lieu, il est un élément indispensable, c'est la cellule. Ainsi, qu'un rein perde son épithélium, il perd en même temps sa faculté sécrétoire, et, ce qu'on observe alors, c'est le passage du sérum dans les urines. Ce n'est pas à la disposition des capillaires, qui est la même dans la plupart des glandes, qu'il faut attribuer les substances particulières qui caractérisent leurs sécrétions, ni aux nerfs qui ne peuvent rien que modifier et isoler pour ainsi dire leur circulation, mais à cet autre et dernier élément qui est constant et se retrouve partout, à la cellule ou ses dérivés. La sécrétion du lait ou de la bile dépend évidemment des cellules mammaires ou hépatiques, et l'attraction spéciale qui caractérise l'activité des mamelles ou du foie ne saurait exister sans elles. C'est dans le sang qu'elles trouvent les sucs nutritifs et les principes qu'elles métamorphosent ; mais les produits qui en résultent n'exis-

---

(1) *Leçons sur les propriétés physiol. et les altérations pathol. des liquides de l'organisme*, t. I, p. 476 et suiv.

tent pas dans le sang, mais dans leur intérieur. Pour éclairer les
réactions animales, il ne suffit pas d'étudier les propriétés chimiques
des liquides organiques et des substances qu'ils dissolvent, mais
encore celles de ces cellules.

Qu'on remarque avec quelle économie ces sucs nutritifs se répar-
tissent dans toutes les parties de l'organisme : rien ne se perd, rien
n'entre dans le sang qui ne doive être utilisé : ce sont les affinités
cellulaires d'une part, celles des principes du sang de l'autre, qui
déterminent ce va-et-vient continuel en vertu duquel les uns en
sortent, d'autres y entrent incessamment, et tout se trouve ainsi
subordonné aux besoins de cet organisme ; les sensations internes
elles-mêmes ne sont que la traduction fidèle de ces besoins ; elles ne
sauraient être paralysées qu'avec l'extinction de la vie, ou mieux,
elles se taisent si la vie s'accomplit au milieu des conditions qui lui
sont nécessaires.

Ce va-et-vient continuel dont le sang est le siége devient une
puissance qui le fait circuler. En effet il ne saurait se produire sans
que les molécules qui se déplacent déplacent les autres en même
temps et d'une façon toute mécanique.

§ XII. — *De la suppléance des organes.*

On sait que les affinités de corps différents pour un autre peuvent
varier d'intensité. Ainsi l'on dit que l'acide sulfurique est le plus
puissant des acides, car il leur enlève les bases qui les constituaient
à l'état de sels, et de l'observation des faits on a déduit quelques
lois générales. Elles existent aussi pour l'organisme vivant et engendrent la suppléance des organes, et cette suppléance est si évidente qu'elle se traduit journellement par les faits les plus grossiers ; qu'une cause, par exemple, empêche l'épithélium rénal de
sécréter l'urine, l'urée sera éliminée par les glandes sudoripares ou
intestinales. Que les mamelles soient en activité, certaines substances
inorganiques injectées dans le sang passeront dans le lait, tandis

qu'auparavant c'était la salive, c'était l'urine, etc., qui les sous-
trayaient.

§ XIII. — *Le sang est modifié différemment suivant les organes.*

C'est en vertu de ces affinités que la composition du sang artériel
se trouve modifiée différemment suivant les organes et les tissus :
aussi, tandis qu'elle est la même au moment où il s'étale dans les capillaires généraux, elle change bientôt partout, et l'analyse montre
que non-seulement c'est un liquide différent, mais un liquide variable suivant les capillaires qui le fournissent. Il y a donc lieu
d'examiner comparativement non-seulement le sang qui entre dans
les organes et celui qui en sort, mais encore les divers points du
liquide circulatoire. Nous savons encore que les modifications apportées au cours du sang modifient aussi les phénomènes chimiques
qui font varier sa composition. Ce n'est donc que pendant la vie,
en isolant la circulation des organes, en indiquant les circonstances
qui l'influencent, son rhythme, sa rapidité, en empêchant l'action
des agents extérieurs sur le sang qu'on recueille, en arrêtant les
phénomènes qui peuvent s'accomplir encore au moment où il s'écoule
de ces organes, que l'analyse peut fournir des notions utiles sur les
phénomènes qui se passent dans la trame organique. Tout n'est pas
dit encore : qu'advient-il quand le sang qui sort d'un organe se
mélange à celui des autres et ainsi successivement jusqu'à son
mélange avec la lymphe, son entrée dans le cœur droit et son passage à travers les poumons ? Ce sont autant de questions à résoudre,
indispensables à comprendre la formation du sang et les réactions
vitales. Elles présentent des difficultés sérieuses et n'ont pas encore
été complétement résolues. C'est pour n'avoir pas tenu compte de
tous ces éléments du mouvement organique que nous sommes encore
loin de le connaître dans ses détails.

D'une manière générale on peut dire que le sang est moins riche
dans les veines que dans les artères, c'est-à-dire qu'au moment où il
entre dans un organe pour s'y prêter à ses exigences nutritives et

fonctionnelles, il contient plus de ces principes nouvellement puisés au monde extérieur, soit par la digestion, soit par la respiration, au moyen desquels les mutations organiques débutent, que lorsqu'il en sort. Ce sont surtout les matières albuminoïdes qui disparaissent. Elles sont facilement altérables et, de plus, en vertu de l'équilibre chimique fort instable de leurs molécules et de leur identité à peu près parfaite, elles constituent les véritables médiateurs de ces mutations et passent facilement de l'une à l'autre. De l'eau et des sels disparaissent également. Ce sang s'est réellement appauvri, en perdant des substances les plus essentielles, et nul doute que le tourbillon de la vie s'arrêterait, s'il ne dépendait encore plus des rapports déterminés qui doivent exister entre les différentes substances du sang et des tissus que de cet appauvrissement absolu. Mais il est bon de s'entendre : c'est par la circulation de retour que se fait l'absorption, c'est-à-dire par les veines et les lymphatiques : il en résulte que si, au sortir des capillaires généraux, le sang a subi des pertes, par les radicules de la veine porte il les compense en puisant à la surface intestinale les produits assimilables de la digestion, s'enrichit par les veines sus-hépatiques en puisant dans le parenchyme hépatique le sucre de sa sécrétion, par les produits de l'absorption des chylifères et des lymphatiques qui se mélangent avec lui dans le cœur droit : là il a une composition différente de celle de tout autre point du cercle circulatoire ; les sangs pauvres s'enrichissent aux dépens des autres ; le mélange prend une composition uniforme comme il avait pris une température qui résumait celles de toutes les parties du corps ; rien n'est encore perdu au profit des organes : le sang est reconstitué avec une température et une composition déterminées : c'est là vraiment qu'il est le plus riche après celui des veines sus-hépatiques, et désormais il va fournir à tous les organes, dont le premier qu'il rencontre est le poumon : il lui cède de l'eau et de l'acide carbonique ainsi que la chaleur nécessaire à l'évaporation de cette eau ; mais il ne cède rien pour rien : aussi par les veines pulmonaires, il prend à l'atmosphère une quantité d'oxygène égale ou à peu près à celle qui est nécesssaire pour ramener le sang à la température et à la composition que tout à l'heure il avait dans le cœur droit. Mais, s'il se charge d'oxygène, il ne perd pas tout son acide carbonique et ce serait à tort qu'on regarderait cet acide comme nuisible : ce qui est nuisible, c'est seulement sa trop grande quantité, qui détruit le rapport qui doit exister entre les principes du sang, au moment où il va pénétrer dans les capillaires généraux. Il en est de même de l'eau qui s'évapore et de la chaleur qu'elle emporte. Il est si vrai qu'il en est ainsi pour l'eau, que si son élimination par les poumons est entravée, les reins et les glandes sudoripares leur suppléent. La sang est arrivé dans le ventricule gauche et, de là, il est lancé dans la crosse de l'aorte, puis en partie dans les carotides, en partie dans l'aorte descendante : tel il va dans tous les organes et se prête à leur nutrition ainsi qu'à leurs manifestations dynamiques. Dans ce parcours, il passe, en partie, par un organe des plus importants, le rein, par lequel il perd de l'eau, de l'urée, de l'acide urique, des sels, des matières extractives, etc.; mais jamais aucune de ces substances n'est éliminée complétement, et la quantité qui a pénétré dans les reins est aussi celle que le sang contient, quand il pénètre dans les capillaires généraux de n'importe quel organe. Ici pas plus qu'ailleurs il ne se trouve dans le sang des principes nuisibles par leur nature : ce qui est préjudiciable, c'est que les limites étroites entre lesquelles peut osciller le chiffre de chacun d'eux soient dépassées.

Après ces considérations, il est facile de constater que les analyses que nous possédons sur le sang sont insuffisantes, que beaucoup de notions manquent. Toutefois celles qui existent corroborent toutes nos idées. On doit à M. J. Béclard un travail, dont voici les conclusions quant à des différences des sangs veineux (1) :

_____

(1) Voir le *Traité de chimie pathol.*, p. 89, de MM. Alf. Becquerel et A. Rodier; Paris, 1854.

1° Le sang veineux n'est pas le même dans tous les points du système veineux.

2° Le sang veineux qui revient de la rate contient toujours moins de globules que le sang veineux général.

3° Le sang veineux qui revient de la rate contient plus d'albumine que le sang veineux général.

4° Le sang veineux qui revient de la rate contient plus de fibrine que le sang veineux général.

5° Le sang de la veine porte (veine mésentérique) présente dans la proportion de ses éléments des variations très-étendues en rapport avec les phénomènes de la digestion.

A. Dans les premiers temps de l'absorption digestive, la quantité d'albumine est considérablement augmentée, la quantité des globules considérablement diminuée.

B. Dans les périodes qui succèdent à cette absorption, la quantité des globules est considérablement augmentée, la quantité d'albumine considérablement diminuée.

6° La transformation de l'albumine en globules du sang s'accomplit dans le système de la veine porte.

7° Les globules du sang se détruisent dans la rate.

8° Tandis que la branche intestinale de la veine porte conduit au tronc commun les globules nouveaux, la branche splénique y transmet les vestiges de ceux qui se sont détruits dans l'intérieur de la rate.

9° Les matières azotées neutres entrent dans le sang sous une seule et même forme, sous forme d'albumine.

10° La veine porte paraît être la seule voie par laquelle les matières albuminoïdes entrent dans le sang.

11° Le sang de la veine porte (mésentérique supérieure) ne contient point une proportion de matières grasses plus considérable que le sang veineux général.

Nous trouvons dans Lehmann (1) les données suivantes :

« Le sang de la *veine porte* renferme moins de globules et de principes que celui des veines jugulaires. Les globules du sang de la première, vus au microscope, paraissent souvent tachetés, déchirés et dentelés ; ils renferment plus d'hématosine, moins d'hématocristalline et deux fois autant de matières grasses que ceux du sang des veines jugulaires. Le sang de la veine porte contient moins de fibrine, mais cette substance retient plus de matières grasses ; le sérum est bien moins riche en albumine, mais il renferme plus de matières grasses, de matières extractives et de sels. Il ne contient que des traces de sucre.

« Le sang des *veines hépatiques* contient beaucoup plus de principes solides que celui de tout autre vaisseau ; il est très-riche en globules incolores et en globules colorés. Ces derniers s'altèrent peu sous l'influence de l'eau ; ils contiennent moins d'hématosine, de matières grasses et de sels ; le sérum est dépourvu de fibrine ; il renferme moins d'albumine et de sels, et bien moins de matières grasses que celui de tout autre vaisseau. Au contraire, il renferme tant de matières extractives et une quantité d'eau relativement si petite, que la totalité de ses principes solides est plus grande que celle du sang de toute autre provenance. Ce sang se distingue encore par une très-grande richesse en sucre.

« Le sang de la *veine splénique* est ordinairement un peu plus aqueux que celui des veines jugulaires. Il contient beaucoup de globules incolores très-différents par leur dimension et leur forme ; il renferme très-peu de fibrine ; il se distingue surtout par la présence de la liénine, de l'hypoxanthine, de deux matières colorantes contenant du fer, des acides acétique, formique et lactique, et du fer tenu en dissolution dans le sérum. »

---

(1) *Précis de chimie physiol. animale*, 1855, p. 149 et suiv., ouvrage traduit de l'allemand en français par Ch. Drion.

Il est regrettable que M. Cl. Bernard se soit contenté, dans ses
belles recherches sur la glycogénie, de constater simplement qu'il y
avait ou non du sucre dans les veines hépatiques ou du système
porte. Il serait désirable et utile d'étudier comparativement les sangs
qui entrent dans le foie ou en sortent, non pas seulement au point
de vue du sucre, mais encore de tous les autres principes, car c'est
de leur conflit que naissent les produits de sécrétion. Néanmoins il
n'est pas sans intérêt de recueillir les analyses suivantes, faites pour
éclairer la glycogénie (1) :

	QUANTITÉ DE SUCRE	
	dans le sang de la veine porte (avant le foie),	dans le sang des veines hépatiques (après le foie),
D'après Lehmann.		pour 100 parties de résidu sec.
Chien à jeun pendant deux jours...............	»	0,764
— —	»	0,638
Chien nourri de viande.....................	»	0,804
— —	»	0,799
— —	»	0,946
D'après Schmidt.		
Chien nourri de viande.....................	»	0,93
— —	»	0,99
Chien à jeun pendant deux jours...............	»	0,51
D'après Poggiale.		pour 100 parties de sang liquide.
Chien nourri de beurre et de graisse..........	»	0,146
— de viande.....................	»	0,147
Chien après dix jours d'abstinence.	»	0,013
D'après Leconte.		
Chien nourri de viande cuite (dernier repas deux heures avant d'être tué)...................	»	0,177
Chien nourri de viande cuite (dernier repas deux heures trente minutes avant d'être tué)........	»	0,134
Gros chien vigoureux nourri de viande crue......	»	0,445

(1) Voir les *Leçons sur les propriétés physiol. et les altérations pathol. des liquides de l'organisme,* t. II, p. 78, par M. Cl. Bernard.

Nous trouvons dans les travaux de M. Cl. Bernard quelques données intéressantes sur la quantité d'oxygène que contient le sang veineux des organes glandulaires, à l'état de fonction et à l'état de repos. Pour les reins, au moment où les urines coulent, le sang veineux est rouge et contient pour 100 volumes 17,26 d'oxygène, ce qui ne diffère guère des 19,46 volumes d'oxygène que contiennent 100 volumes de sang artériel. Au moment où les urines cessent de couler, le sang des veines rénales devient noir et 100 volumes ne contiennent plus que 6,40 d'oxygène.

Dans une autre expérience, on a trouvé 16 d'oxygène pour 100 de sang veineux rénal rouge, 17,44 pour 100 de sang artériel aortique, et 6,44 pour 100 de sang de la veine cave (1).

Les analyses de Simon (de Berlin) apprennent que le sang veineux des reins, malgré sa couleur rouge, diffère notablement du sang artériel. Voici des chiffres qui feront saisir ces différences :

	Sang artériel aortique.	Sang veineux rouge des reins.
Eau..............	790, »	778, »
Résidu sec.........	210, »	222, »
	1000, »	1000, »
Fibrine............	8,28	», »
Albumine..........	90,30	99, »

(1) Pour l'explication de ces faits, nous renvoyons le lecteur à l'ouvrage de M. Cl. Bernard, que nous avons cité tout à l'heure. Nous nous bornerons à redire que, pour constater les modifications que les organes font éprouver au sang et réciproquement, il faut indiquer avec quel rhythme se fait la circulation ; que, si le sang artériel est partout le même, il n'en est plus de même du sang veineux, qui diffère non-seulement d'un organe à un autre, mais encore dans un même organe, suivant qu'il est en activité fonctionnelle ou à l'état de repos. Si le sang artériel traverse les reins sans perdre sa couleur, cela tient à ce qu'il ne s'est pas désoxydé ; mais on ne saurait en induire qu'il n'a subi aucune modification : les analyses apprennent le contraire.

Nous signalerons la disparition de la fibrine dans le sang qui a traversé les reins; Lehmann a constaté qu'il en était de même pour d'autres organes glanduleux, le foie par exemple. Dans les muscles, c'est le contraire qui s'observe.

Voici quelques analyses sur les proportions relatives de l'oxygène et de l'acide carbonique du sang. L'oxydation du carbone qui prépare l'élimination de ce dernier corps ne se fait pas également dans tous les états organiques : dans les uns, l'oxygène se consomme en grande quantité ; dans les autres, il s'en consomme moins ou même pas du tout : ainsi dans les glandes en activité fonctionnelle, c'est-à-dire au moment de l'émission des liquides de sécrétion, l'oxygène ne disparaît pas; les muscles, au contraire, le détruisent avec la plus grande facilité.

Il s'agit du sang d'un rein en fonction : on a fait usage de l'oxyde de carbone pour déplacer les gaz :

	Sang de l'artère rénale.	Sang veineux rouge des reins.
Acide carbonique..	»	»
Oxygène..........	12	10

en volume pour 100 volumes de sang. Du sang de la veine porte examiné comparativement a donné :

Acide carbonique.............	3,40
Oxygène.....................	4,40

en volume pour 100 volumes de sang.

Ces épreuves ont été faites à froid, à une température de 10° à 12°. Voici les résultats qu'on a obtenus à celle de 40° à 45° :

	Sang de l'artère rénale.	Sang veineux rouge des reins.
Acide carbonique.	2,00	3,13
Oxygène.........	19,46	17,26

Dans une autre expérience on a mis à nu et irrité le rein . le sang veineux est devenu noir et alors on y a trouvé :

Acide carbonique............ **6,40**
Oxygène.................... **6,40**

M. Cl. Bernard (1) dit que, dans ces analyses, il n'a jamais trouvé une quantité d'acide carbonique qui répondît à la quantité d'oxygène disparue, ce qui indiquerait que peut-être dans le sang il y a quelque intermédiaire entre l'oxygène et l'acide carbonique.

Il note encore que le sang veineux rouge se montre constamment plus altérable que le sang artériel, c'est-à-dire qu'il devient noir spontanément beaucoup plus vite quand il a été retiré des vaisseaux.

Il a remarqué qu'après la section du sympathique dans la région moyenne du cou, le sang veineux de la tête acquiert des propriétés et subit des modifications sinon semblables, du moins analogues à celui du parenchyme grandulaire : ainsi la circulation s'accélère considérablement, la température augmente, le sang veineux devient rouge, la pression augmente. Si l'on galvanise le bout périphérique ou supérieur du sympathique, la circulation diminue de vitesse, les vaisseaux se resserrent, et la température baisse en même temps que le sang devient très-noir. La grande altérabilité du sang veineux rouge exige qu'on opère avec célérité pour le mettre en contact avec l'oxyde de carbone qui l'empêche de devenir veineux et de se désoxyder par la formation de l'acide carbonique.

La science possède de nombreuses analyses sur les gaz que le sang contient : il ne serait pas sans à propos de les rassembler ici ; mais

_____

(1) Ouvrage précédemment cité, t. II, p. 437.

.le manque d'espace nous oblige à indiquer simplement quelques sources où ces analyses ont été produites (voyez le travail de Magnus dans les *Annales de chimie et de physique*, 2ᵉ série, t. LXV, p. 169; voyez les travaux cités par M. J. Gavarret dans son remarquable ouvrage sur la *chaleur produite par les êtres vivants*; voyez encore les ouvrages de M. Cl. Bernard que nous avons cités, etc. etc.).

§ XIV. — *De l'action de l'air sur le sang et les tissus.*

Parmi les conditions au milieu desquelles s'accomplit le mouvement organique, il en est une dont l'importance est si grande et si générale que sans elle la vie est impossible : il s'agit de l'action de l'air et de l'oxygène qu'il fournit à nos tissus.

Comme tous les principes que nous prenons au monde extérieur, vu la diversité de nos tissus et de nos fonctions, l'oxygène ne peut servir au mouvement organique qu'à la condition d'entrer dans le sang et de circuler avec lui. Il est gazeux et par conséquent sous une des deux formes qui permettent l'entrée ou la sortie de toute substance, sans exception, du torrent circulatoire : aussi est-il pris directement à l'atmosphère.

Par quelles voies l'oxygène peut-il pénétrer dans le sang? Certes, la plus importante est la surface pulmonaire, et tout y est disposé de telle sorte que si cette voie est entravée, l'oxygène qui entre dans le sang par d'autres organes est insuffisant. Mais la muqueuse pulmonaire n'est pas la seule surface respiratoire : il suffit, pour que l'échange gazeux qui s'y accomplit ait lieu, qu'il se trouve d'une part un sang chargé d'acide carbonique, devenu noir par le contact de ce gaz, et de l'autre de l'oxygène, pour que celui-ci déplace le premier, en vertu des lois de l'osmose et de la solubilité des gaz dans les liquides. Or ces conditions peuvent se rencontrer partout, et les injections d'air dans le tissu cellulaire, dans les membranes séreuses ou ailleurs, sont venues confirmer ce que la théorie indiquait. Les phénomènes respiratoires peuvent varier suivant les points du corps; il n'en pouvait être autrement, vu les différences de composition des sangs veineux : mais, si les rapports de quantité sont modifiés, le phénomène capital n'en subsiste pas moins, c'est-à-dire un échange d'oxygène contre de l'acide carbonique. Aussi doit-on admettre que non-seulement la muqueuse des poumons, mais encore celle des fosses nasales, celle du larynx, de la trachée, des bronches, la muqueuse buccale et stomacale, enfin la peau, sont des voies normales, supplémentaires à l'entrée de l'oxygène dans le sang, et à l'élimination de l'acide carbonique. L'observation a prouvé que l'oxygène ne se rencontre jamais dans le gaz de l'estomac et surtout dans ceux des intestins : dans ces cavités, ils se composent principalement d'azote, d'acide carbonique, d'une certaine quantité d'hydrogène carboné, et quelquefois de traces d'hydrogène sulfuré. Néanmoins sans cesse nous ingurgitons de l'air soit seul, soit et surtout avec les aliments et les boissons. A la rigueur, on pourrait trouver de l'oxygène dans l'estomac; mais s'il échappe à l'absorption stomacale, la petite quantité qui passerait dans les intestins y disparaîtrait bien vite : aussi ne l'y rencontre-t-on jamais.

On sait que les grenouilles auxquelles on enlève les poumons, ou dont on empêche la respiration d'une manière quelconque, continuent à vivre; et, placées dans une quantité d'air déterminée, elles le modifient, de telle sorte qu'après un certain temps une portion de l'oxygène a disparu, et que de l'acide carbonique l'a remplacé. De Humboldt et Provençal ont vu les tanches vivre sans grandes souffrances, quoiqu'elles eussent la tête et les branchies hors de l'eau, et le corps seul immergé. Spallanzani et Edwards ont de plus prouvé que la respiration cutanée est indispensable chez les batraciens. Ainsi les grenouilles vivent plusieurs jours sans poumons : au contraire, elles périssent, peu d'heures après, si on les écorche ou leur vernit la peau. Sory tint plongé dans de l'oxygène un de ses bras pendant quatre heures, et trouva que les deux tiers environ de ce gaz avaient disparu. Toutes ces expériences montrent que ce n'est pas uniquement la surface pulmonaire, mais toute la superficie du corps de l'animal qui opère l'endosmose gazeuze de la respiration. Les expériences tentées chez l'homme donnent des résultats analogues, et chez lui la respiration cutanée est aussi indubitable que chez d'autres animaux. Une seule chose varie, c'est la quantité de gaz qui s'échange, et il n'en saurait être autrement : aussi la respiration pulmonaire acquiert-elle, chez lui, une importance capitale, vu la place que les poumons occupent, vu leurs rapports avec le sang qui les pénètre, vu la grande surface qu'offre la muqueuse, et le jeu du thorax.

C'est à cet échange de gaz que le sang doit la coloration rutilante et vermeille qu'il a dans les artères, après son passage dans les poumons : il abandonne de l'acide carbonique, absorbe de l'oxygène, perd le caractère veineux, et l'aspect qu'il présente alors est si tranché qu'il le fait reconnaître partout, et sert à indiquer s'il s'est ou non modifié en traversant les capillaires généraux. Ce changement de coloration est instantané.

Sous quelle forme cet oxygène qui vient d'artérialiser le sang s'y trouve-t-il? S'il n'était que dissous, on expliquerait difficilement cette coloration si vive et si instantanée qui s'y développe, soit à son passage dans les poumons, soit quand ce sang est agité avec de l'air ou l'oxygène pur. D'ailleurs la quantité qui se dissout d'un gaz dans un liquide est toujours proportionnelle à la pression qu'il supporte : en appliquant cette loi au cas qui nous occupe, on arriverait à cette conclusion que le sang des habitants des régions élevées, où la pression de l'air diminue considérablement, contiendrait moins d'oxygène que celui des habitants des bords de la mer. On est conduit à reconnaître que cet oxygène doit être à l'état de combinaison éphémère et très-instable assurément.

M. Liebig a fait jouer un grand rôle au fer des globules sanguins : il a supposé que ce métal se trouve à l'état de protoxyde dans le sang veineux, et sous celui de peroxyde dans le sang artériel. Les changements que le sang éprouverait dans les poumons seraient l'effet d'une suroxydation, tandis qu'aux capillaires généraux ce peroxyde serait réduit et se combinerait, à l'état de protoxyde, avec l'acide carbonique du sang veineux. Ainsi les deux gaz qui caractérisent les deux espèces de sang parcourraient le système vasculaire à l'état de combinaison et non de simple dissolution.

Le rôle que Liebig a attribué au fer des globules, M. Harbey l'a fait jouer aux globules eux-mêmes : ce sont eux qui fixeraient l'oxygène et dégageraient l'acide carbonique. Il a montré que le sang en masse, autant que ses principes immédiats, une fois saturé d'oxygène, est encore apte à se combiner avec l'oxygène de l'air et à donner naissance à de l'acide carbonique; ce qui n'est pas conciliable avec l'idée d'une dissolution simplement.

M. Rees fait aussi jouer un rôle considérable aux globules sanguins, non à cause de leur fer, mais de leur matière grasse phosphorée. Selon cet auteur, cette matière s'oxyde, puis engendre de l'acide carbonique, de l'eau et de l'acide phosphorique : les deux premiers produits sont éliminés par la respiration et les sécrétions; le dernier s'unit avec le liquide alcalin du sang pour former du phosphate tribasique de soude. Ce serait à la dissolution de ce sel que le sang aurait la propriété de devenir vermeil; aussi l'oxygène serait-il la cause la moins prochaine de ce phénomène de changement de coloration qui s'accomplit aux poumons. A l'appui de sa théorie, M. Rees affirme que le sérum artériel contient des phosphates, et que le sérum veineux en est dépourvu.

Suivant Mitscherlich, c'est sur le lactate de soude que s'exerce le phénomène chimique de la respiration; sous l'influence de l'oxygène de l'air, ce sel est brûlé et transformé en carbonate; mais bientôt un nouvel afflux d'acide lactique, résultat de la transformation des matières amylacées et sucrées, détermine la décomposition du carbonate de soude en restaurant le lactate. L'acide carbonique se disperse dès que le sang arrive dans le tissu pulmonaire. Cette théorie est acceptable, mais on ne saurait en conclure que ce soit la seule source de l'acide carbonique, que les aliments albuminoïdes ou les principes qui en dérivent ne soient pas aussi brûlés, et que l'oxygène ne se fixe pas dans les globules.

Des expériences concluantes ne laissent aucun doute sur la fixation de l'oxygène dans les globules ; c'est à cette circonstance qu'est due la coloration rouge du sang. En effet, la constitution normale des globules est une condition indispensable à l'entretien de la vie, au même titre que l'oxygène qu'il est chargé de porter aux tissus : l'hydrogène sulfuré qui les détruit en leur prenant du fer pour se transformer en sulfure est des plus délétères. Le sang noircit en même temps, devient diffluent, ce qui tient à ce que l'hydrogène devenu libre et à l'état naissant s'empare de l'oxygène dont il a besoin pour se transformer en eau et empêche l'oxydation ultérieure du sang en décomposant l'hématosine. Mais parmi les substances qui modifient les globules et indiquent bien quels sont leur role et leur importance, il n'en est aucune qui éclaire plus la question que l'oxyde de carbone. Ce gaz est des plus délétères : l'animal qui le respire meurt promptement, et si la vie peut encore être rappelée, ce n'est que lentement et au bout de plusieurs jours qu'elle se rétablit complétement. L'oxyde de carbone est très-peu soluble dans le sang, en sorte qu'il peut produire mécaniquement la mort, si on l'injecte en trop grande quantité et en vertu de phénomènes analogues à ceux de l'introduction brusque de l'air dans les veines jugulaires : des bulles de ces gaz arrivent à boucher les capillaires des organes, des poumons surtout, et arrêtent la circulation. Les choses se passent autrement lorsque l'oxyde de carbone est mêlé aux gaz respirés, ainsi que cela se présente dans les empoisonnements par la vapeur de charbon, et alors il est des plus vénéneux, même à dose très-faible, sans qu'on puisse invoquer des bulles qui obstrueraient la circulation. Le sang devient rutilant comme au contact de l'oxygène, et cette coloration est un caractère infaillible de cet empoisonnement : il la conserve pendant très-longtemps, ce qui la distingue de celle que produit l'oxygène. On sait en effet que le sang artériel noircit quand il est abandonné à lui-même ; s'il est rouge à

la surface, au contact de l'air, l'intérieur du caillot est devenu noir :
ce qui tient à ce que l'oxygène que contenait ce sang s'est changé
peu à peu en acide carbonique. Si l'action de l'oxyde de carbone a
été complète, la coloration rutilante peut persister indéfiniment, et
les phénomènes d'échange des gaz ne peuvent plus s'accomplir, et
pendant la respiration, le sang reste vermeil dans les veines et les
artères. Il restait à expliquer ces curieux effets : l'examen compara-
tif du sang artériel normal et du sang soumis à l'action de l'oxyde
de carbone montre que les conditions fonctionnelles des globules
ont été changées. Dans ces deux sangs, on constate que le caillot se
forme avec une égale consistance et peut-être plus vite pour le dernier, et quoique celui-ci ait été agité, le sérum qui reste libre
après la formation du caillot est parfaitement incolore. Cela n'a pas
ieu d'ordinaire pour le sang normal, dont le sérum dissout très-
souvent une certaine quantité des principes colorants. Au microscope, les globules ont la même physionomie dans l'un et l'autre cas,
si ce n'est cependant qu'ils se déforment plus difficilement et se con-
servent bien plus longtemps quand ils ont subi l'influence de l'oxyde
de carbone. Ce n'est pas leur forme qui s'est changée; ils subsistent toujours, mais leurs propriétés chimiques ne sont plus les mêmes
et ne se prêtent plus à l'échange des gaz respiratoires. Que l'on
prenne du sang empoisonné par l'oxyde de carbone, que par le bat-
tage on le défibrine, les globules resteront toujours avec leur physionomie normale : qu'alors on les laisse se déposer, qu'on les sépare
de la sérosité dans laquelle ils nageaient et qu'on les replace dans
du sérum provenant de la coagulation d'un autre sang quelconque,
ou mieux dans le plasma qu'on obtient en filtrant ce dernier, le sang
ainsi reformé reprendra une coloration vermeille et rutilante. On
peut ainsi se convaincre qu'elle n'est pas due au sérum, mais bien
aux globules, car ce sérum aurait pu appartenir à du sang veineux,
et les globules conservés intacts par le gaz oxyde de carbone lui
communiqueraient toujours cette coloration.

D'ailleurs qu'on filtre du sang, qu'on recueille les globules, qu'on les soumette à l'action de l'oxygène, ils deviendront vermeils; au contraire il seront noirs, foncés, s'ils ont subi l'influence de l'acide carbonique.

Bien d'autres substances ont la propriété de modifier la coloration du sang; ce n'est pas le lieu de nous en occuper : nous tenions seulement à montrer que c'est à la présence de l'oxygène et de l'acide carbonique dans les globules qu'il faut attribuer les différentes couleurs du sang : le premier de ces gaz le rend vermeil, l'autre lui fait prendre une teinte rouge foncé ou noire.

Le globule sanguin est un véritable organe et possède une structure qui en fait un véritable élément cellulaire : en effet, il se compose d'une membrane enveloppante formée par une substance albuminoïde, la globuline; cette enveloppe est incolore, renferme un liquide visqueux rouge, qui paraît jaune par transparence et dans lequel on aperçoit un ou plusieurs granules amorphes. A cause de la facile diffusion de certains éléments du sang, on s'attendrait à les trouver uniformément répandus dans le contenu des globules et dans le sérum; il n'en est pourtant pas ainsi, et parmi les principes contenus et dissous dans le contenu des globules, on remarque l'hématosine, matière colorante : ce n'est qu'accidentellement qu'on la trouve dans le sérum. Le fer des globules est un de ses éléments constitutifs, et toute réaction qui le leur enlève les détruit en même temps : tel est l'hydrogène sulfuré. La coloration de l'hématosine est si vive, qu'il suffit d'une très-petite quantité, de quelques gouttes pour colorer une masse considérable de liquide en rouge plus ou moins foncé. Quelques faits autorisent à admettre que c'est à elle que l'oxygène et l'acide carbonique se combinent; ainsi le sang étendu d'une quantité d'eau suffisante pour qu'on n'y aperçoive plus au microscope aucun globule prend toujours, par l'action de l'oxygène, une couleur plus vive; par l'action de l'acide carbonique, une couleur plus sombre. Ces différences sont encore plus tranchées, si l'on a recours à l'oxygène ozonisé.

Ce serait une erreur que de croire que le sang ne possède de l'oxygène et de l'acide carbonique que par ses globules; ceux-ci ont, il est vrai, la propriété de les fixer et de les soustraire aux conditions physiques ou mécaniques de la solubilité; mais le sérum dissout des proportions appréciables de ces deux gaz, et variables suivant le point du cercle circulatoire : aussi ne saurait-on les soustraire complétement aux conditions de pression qu'ils rencontrent dans les poumons; ainsi le sang renferme plus d'acide carbonique que la pression sous laquelle se trouve l'air des cellules pulmonaires n'en peut maintenir en dissolution, il s'en dégagera une quantité telle, que ce qui reste dissous oit précisément égal à ce qui se redissoudrait dans le sang privé d'acide carbonique et sous la pression même que l'air fait subir aux cellules pulmonaires : c'est une des conditions en vertu desquelles le sang veineux, fortement chargé d'acide carbonique, en laisse échapper une portion à son entrée dans les poumons, tandis qu'il est plus apte, d'ailleurs, à dissoudre de l'oxygène, dont il n'était pas saturé. On sait bien qu'un animal qui respire dans une atmosphère chargée seulement de 12 à 13 pour 100 d'acide carbonique ne s'asphyxie pas moins, quelle que soit la quantité d'oxygène qu'elle contienne; ce qui tient et à sa solubilité plus grande dans le sang que celle de l'oxygène, et à la pression que cet acide carbonique subissait dans cette atmosphère, ou, ce qui est la même chose, à la quantité que cette atmosphère retenait et qui se serait étendue, si elle était libre. Si l'animal meurt, c'est parce que l'acide carbonique ne s'exhale plus de la circulation : le sang reste noir; au lieu d'éliminer ce gaz, il en absorbe, si la quantité qui s'en trouve dans l'atmosphère où il respire est supérieure à celle qu'il dissout au moment où il traverse les poumons. Or une des conditions essentielles de l'échange des gaz respiratoires, c'est l'élimination d'une suffisante quantité d'acide carbonique; en un mot, que le rapport de l'oxygène à l'acide carbonique soit plus grand dans le sang artériel que dans le sang veineux. Pour bien comprendre ces phénomènes, qu'on se rappelle que lorsqu'un liquide dissout plusieurs gaz, la quantité de chacun d'eux dépend de sa pression individuelle, laquelle est d'ailleurs indépendante de la pression totale.

Nous sommes conduit à reconnaître que les globules sanguins ont une importance capitale dans le mouvement organique : dans toutes les parties vasculaires, ils cèdent leur oxygène devant des substances qui détruisent la combinaison instable contractée avec l'hématosine ; ils le portent partout, et il n'est guère de parties qui n'aient besoin de son intervention. Pour être simplement dissous dans un liquide, un gaz ne perd pas de ses propriétés, ou n'en acquiert pas de nouvelles : et il nous semble que l'oxygène qui s'est simplement dissous dans le sérum est tel qu'il était dans l'air où il a été puisé, avec des propriétés plus ou moins énergiques suivant les variations atmosphériques. Mais il en est autrement de l'oxygène qui s'est combiné dans les globules, et cette combinaison est une condition qui le livre à l'état naissant, c'est-à-dire sous cette forme qui donne à tous les corps une affinité plus grande et à l'oxygène les propriétés de l'ozone. Aussi les globules ne sont pas uniquement chargés de distribuer l'oxygène, mais de le livrer avec des propriétés oxydantes plus énergiques, qui assurent la prompte transformation des substances provenant de la liquéfaction des tissus, lesquelles sont aussi à l'état naissant, sollicitées qu'elles sont par l'oxygène. Cette condition est si à propos, que c'est à sa faveur qu'on peut comprendre pourquoi cet oxygène ne se combine pas directement et de suite avec les matières albuminoïdes du sang : elles y sont simplement dissoutes, et non à l'état naissant : leur affinité pour l'oxygène se trouve ainsi diminuée, et elles circulent librement et dans les artères et dans les veines. Les aliments thermogènes, au contraire, ne sont pas livrés au sang simplement à l'état de dissolution, mais ils subissent des transformations chimiques qui activent leur combustion. Nous avions consigné ces idées dans nos notes, quand la lecture d'un travail de M. Hiss est venue nous en donner la démonstration et la preuve expérimentales (1). Il suffisait, en effet, de trouver une réaction qui caractérisât l'ozone et différenciât son action de celle de l'oxygène, pour constater les idées que nous venons d'émettre : or nous devons nommer la teinture de gaïac fraîchement préparée, qui en rencontrant l'ozone peut s'en emparer et prendre une couleur bleu foncé : quand alors on la laisse tranquille, elle s'oxyde et reprend, au bout de quelque temps, une couleur jaune. Mais elle ne se colore jamais en bleu quand on l'expose à l'oxygène ordinaire. Si, par exemple, on ajoute de l'huile de térébenthine ozonisée, c'est-à-dire exposée pendant quelque temps à l'action de l'air et de la lumière, si l'on ajoute ce corps porteur de l'ozone à de la teinture de gaïac, et qu'on aide la réaction par le platine finement divisé ou par d'autres matières capables d'agir simplement par leur présence, l'ozone quittera l'huile de térébenthine et se portera sur la teinture de gaïac qui prend alors une couleur bleue plus ou moins prononcée.

Comme le platine, le contenu des globules rouges du sang est remarquable par la grande énergie avec laquelle il agit ; les plus faibles quantités d'une solution aqueuse de sang rouge suffisent à faire bleuir, d'une manière très-marquée, un mélange de teinture de gaïac et de quelques gouttes d'huile de térébenthine ozonisée. Suivant M. Hiss, cette singulière action ne se perd pas, même quand le sang a été desséché et gardé pendant plusieurs années ; elle persiste encore avec du sang dilué ou avec une solution de globules. Elle dépend de l'hématosine, car on peut obtenir les mêmes effets quand on ne se sert que de cette substance pure, sèche ou mieux en solution. Il n'en est aucune autre du corps de l'animal qui, sous ce rapport, lui soit comparable ou puisse l'égaler : la bile exerce une action assez remarquable, mais moindre assurément ; le sérum, le blanc d'œuf, n'agissent pas du tout. Ainsi on peut classer

(1) *Journal de la physiologie*, t. I, par M. Brown-Séquard.

l'hématosine parmi les corps *excitateurs de l'oxygène* : M. Schœnbein a nommé ainsi toutes les matières qui communiquent à l'oxygène cette activité chimique. Sous le titre de *porteurs d'ozone*, il a
désigné celles qui ont la propriété de s'en emparer et de le retenir
pendant quelque temps sans se combiner de suite avec lui, et qui,
au contraire, peuvent le transmettre à d'autres corps.

Il n'est pas étonnant que le sang ait une grande avidité pour
l'ozone, c'est une conséquence de son affinité pour l'oxygène : par
le contenu de ses globules, il se combine avec lui partout où il le
rencontre, et ne le cède pas indistinctement dans toutes les circonstances : si, par exemple, on mélange une certaine portion d'un porteur d'oxygène avec une solution de sang et qu'on y ajoute de la
teinture de gaïac, celle-ci ne bleuit pas et ne peut bleuir que si l'on
réajoute un porteur d'ozone : dans ce cas, le sang s'était emparé de
l'oxygène et s'était directement combiné avec lui avant que la teinture fût ajoutée, et ne l'a pas abandonné. Une faible quantité
de sang suffit pour désozoniser en peu de secondes un grand ballon
de verre, ozonisé au maximum par du phosphore.

Tous les corps excitateurs de l'oxygène ne l'ozonisent pas au
même degré d'activité : c'est l'opinion de M. Schœnbein. En se-
couant, par exemple, une petite quantité de platine finement divisé
avec de la teinture de gaïac, celle-ci bleuit au contact de l'air ;
mais, si l'on ajoute une nouvelle quantité de platine et qu'on secoue
de nouveau, il se fait une décoloration rapide, la résine de gaïac
s'est alors oxydée d'une manière complète et ne peut désormais pas
bleuir.

Les globules du sang possèdent la même propriété : si l'on ajoute
à la teinture de gaïac bleuie au maximum, une quantité assez considérable de sang, il se forme un caillot brun grisâtre : en filtrant le
liquide, on constate qu'il n'est rien resté de la coloration bleue :
comme dans le cas précédent, l'ozone, qui n'était d'abord que fai-
blement lié à la résine de gaïac, s'est instantanément combiné avec
elle et a produit une véritable combustion

Ainsi non-seulement l'hématosine a la propriété de fixer l'oxygène, mais elle lui communique un surcroît d'activité, l'ozonise à des degrés divers, suivant sa quantité. Cet ozone peut devenir une cause de destruction des globules, si l'on juge par analogie et d'après les constatations de M. Hiss : en effet, si l'on traite une solution aqueuse de globules *rouges* ou de sang défibriné par une quantité suffisante d'un porteur d'oxygène, ce sang prend d'abord une couleur foncée qui va jusqu'au noir ; puis se trouble, s'entremêle de caillots grisâtres, en même temps se décolore : les caillots diminuent de plus en plus et le liquide finit par devenir entièrement incolore. Les effets sont encore plus rapides, si l'on fait agir directement l'ozone libre sur le sang défibriné. Par le microscope il est facile de constater la prompte destruction des globules. Mais ce n'est pas tout, et si l'ozone est suffisant, il oxyde et détruit aussi la matière albumineuse du sérum, et, à la fin, il peut ne rester qu'un liquide incolore comme de l'eau.

Tandis que par l'ozone il se fait une combustion à peu près absolue du sang défibriné, il est remarquable qu'il ne s'opère que peu de changements sur du sérum qu'on traite par le même agent ; ce qui témoignerait que l'hématosine favorise notablement les oxydations énergiques qui, sans cela, n'ont pas lieu : son pouvoir excitateur n'est, en effet, masqué que par sa grande affinité pour l'ozone.

Nous rapprochons de ces faits ces oxydations énergiques qu'on produit sur les matières albuminoïdes par un mélange de peroxyde de manganèse et d'acide sulfurique, aidé d'une douce chaleur, au degré de température du corps environ : dans ce cas, on peut obtenir toute la série des acides gras volatils avant d'arriver à la combustion complète de ces matières.

§ XV. — *Corpora non agunt nisi soluta.*

Corpora non agunt nisi soluta, tel était l'adage par lequel les anciens indiquaient la forme que les corps devaient prendre pour agir les uns en présence des autres. Cette formule est encore vraie et s'applique aux fonctions animales. Aucune substance ne participe aux réactions vitales, si elle n'est à même d'entrer dans le sang, et l'on en induit, avec raison, que la fibre ou l'élément organisé, placé en dehors des voies vasculaires, les parois des vaisseaux elles-mêmes, ne peuvent vivre, s'ils n'arrivent à être liquéfiés. L'eau acquiert une immense importance, car c'est à sa faveur que les principes qui en résultent sont dissous et circulent ; aussi imbibe-t-elle tous nos tissus, aussi les mouille-t-elle dans tous les sens. Le corps de l'homme, sur 100 parties, en contient 70 fluides et seulement 30 solides. Les parties fluides et solides se renouvellent incessamment, à mesure qu'elles sont expulsées ; les boissons et les aliments sont également utiles pour les besoins de l'organisme, et leur appel incessant est garanti par les sensations de la soif et de la faim.

L'absorption des liquides est incontestable : il suffit qu'ils puissent mouiller nos tissus et que le mouvement circulatoire du sang se fasse ; ce mouvement est indispensable, favorise leur absorption en vertu de l'aspiration qui lui est communiquée, et dirige leur entrée vers les veines ou les lymphatiques.

Mais l'état liquide est-il le seul qui permette l'entrée de substances dans le sang ? Non ; aussi la formule *corpora non agunt nisi saluta* ne pèche-t-elle que parce qu'elle est trop absolue. La seule condition indispensable, c'est que les particules matérielles soient amenées à une division qui permette leur passage à travers les pores de nos tissus. Cette condition n'existe pas, si elles sont agrégées à l'état solide ; et pour qu'elles soient absorbées, le seul résultat utile peut être de les rendre liquides. L'absorption de la plupart des aliments ne commence qu'avec leur liquéfaction par les sucs digestifs, et toutes les transformations qu'ils subissent ont ce résultat pour but principal. Cette liquéfaction ne suffit pas à tous : la dissolution des uns favorise simplement leur absorption ; mais quelques autres sont insolubles, ne mouillent pas nos membranes animales, et sont dans l'impossibilité de traverser leurs interstices pour pénétrer jusqu'au sang ; alors, la nature emploie un procédé particulier, exceptionnel, celui de *l'émulsionnement*, par lequel ces matières liquides insolubles sont amenées à une division telle, à des particules si ténues, qu'elles peuvent traverser les pores des parois vasculaires sans les mouiller; mais ce qui distingue cet artifice et ne permet pas de le confondre avec les phénomènes de la dissolution, c'est qu'on peut encore apercevoir, sinon à l'œil nu, du moins avec des instruments grossissants, ces particules, si divisées qu'elles soient. Tel est le cas des matières grasses alimentaires : elles sont liquides, insolubles, incapables d'imbiber nos tissus; les sucs digestifs les émulsionnent et les livrent aussi à l'absorption. Ainsi l'état liquide peut même ne pas suffire à l'entrée des corps dans le torrent circulatoire; leurs particules, en effet, peuvent encore conserver une cohésion telle qu'elles dépassent par leur volume les pores de nos organes.

Il est un troisième état des corps, celui de gaz, sous lequel les molécules tendent sans cesse à se repousser, et, par conséquent, à se diviser; il n'est, en effet, aucune autre forme qui les présente avec plus de ténuité; aussi elles traversent nos membranes, et le sang les reçoit avec une incroyable rapidité et les élimine avec non moins de facilité. Si les affinités le permettent, ils se combinent instantanément avec ses éléments sans qu'ils aient besoin de subir une division préalable; aux poumons, par exemple, l'hématosine est à l'état de dissolution dans le contenu des globules, ses affinités pour l'oxygène sont libres de s'exercer, elle fixe ce gaz instantanément. Néanmoins l'absorption d'un corps n'est pas seulement subordonnée à son état de désagrégation, d'autres conditions activent ou limitent, ou même empêchent cette absorption; c'est ainsi que, dans une atmosphère où il entre une trop forte proportion d'acide carbonique (12 à 18 %), l'échange des gaz respiratoires ne peut plus s'accomplir.

S'il est vrai que dans l'état gazeux les corps éprouvent autant de facilité à se combiner que sous quel autre, il ne reste pas moins que

16

s'ils ne se combinent pas immédiatement avec les éléments du sang, ils ne peuvent s'y trouver qu'à l'état de dissolution dans un liquide; c'est, on le conçoit, pour obvier aux inconvénients de l'expansibilié des gaz, car, sans cela, ils obstrueraient les capillaires et arrêteraient la circulation.

L'émulsionnement des corps liquides n'est qu'une circonstance qui retarde leurs transformations ultérieures; mais, déjà au moment où les matières grasses ont traversé les poumons avec les autres éléments du sang, la majeure partie s'est saponifiée et dissoute, en sorte que le liquide artériel contient plus de graisse dissoute que de graisse libre, dont la proportion augmente peu de temps après l'ingestion des aliments et surtout d'une nourriture riche en principes gras. C'est surtout cette graisse saponifiée qui prend part aux réactions organiques, et ce n'est qu'après sa combustion complète que la graisse libre s'acidifie à son tour.

Après ces considérations, il est facile d'apprécier la justesse de la formule ancienne. Si la solubilité des corps est une circonstance heureuse et favorable à leur combinaison en dehors de l'organisme vivant, elle acquiert une importance non moins grande au milieu des réactions de nos tissus.

SECONDE PARTIE.

DE LA SYNTHÈSE ANIMALE.

Nous venons d'indiquer les conditions au milieu desquelles s'accomplit le mouvement organique. A l'appui de cette première partie de notre travail, il importe de développer quelques exemples de ces nombreuses réactions qui se produisent dans notre économie. Si nombre d'entre elles sont spéciales à l'organisme, elles subissent néanmoins l'empire des lois physiques et chimiques, et c'est à l'aide des affinités des corps, de leur combinaison, de leur décombinaison, de la solubilité des uns, de l'insolubilité des autres, de leurs transformations diverses, de la génération des forces, etc., que la vie résulte de cette activité perpétuelle qui est son caractère essentiel et en vertu de laquelle elle se maintient.

Bon nombre de réactions sont spéciales aux animaux : en effet, ils fournissent des substances qui résultent de leur organisation même, que nous pouvons reproduire (quelques-unes ont été réellement reproduites) en dehors de l'organisme, mais en copiant les procédés de la nature ; c'est ainsi que la pepsine, la pancréatine, l'acide urique, l'urée, etc., caractérisent les sécrétions et la nutrition des animaux.

Il est à remarquer que les réactions animales s'accomplissent entre des substances déjà complexes par leur composition : généralement ce sont des substances ternaires et surtout quaternaires, plus rarement des substances binaires ; l'oxygène est le seul corps simple prenant une part active aux transformations organiques, et il est à noter qu'à mesure que ces substances se dédoublent elles se rapprochent des substances minérales et deviennent plus stables ; alors elles ont des formes qui deviendraient la cause de leur accumulation dans le sang, si sans cesse elles n'étaient éliminées par des émonctoires. Ne sait-on pas, en effet, que l'acide carbonique, les chlorures de sodium et de potassium, les sulfates et les phosphates, l'azote, etc., sont des formes ultimes auxquelles les combinaisons animales peuvent être ramenées? Il est certain que l'acide urique, les urates, l'urée, etc., sont des formes non moins importantes sous lesquelles elles sortent de l'organisme; mais l'acide urique présente avec l'urée une liaison intime; une grande partie de cette dernière, notamment celle qui se trouve dans le sang, paraît, en effet, être formée aux dépens de l'acide urique, cela résulte de ce que l'acide urique introduit dans l'économie ne se retrouve plus dans l'urine sous la forme primitive, mais sous celle d'urée. Il subit dans l'organisme la transformation que lui fait éprouver le peroxyde de plomb. On sait encore que l'urine riche en acide urique contient peu d'urée, que celui-là augmente encore quand il survient un trouble respiratoire qui empêche la libre entrée de l'oxygène dans le sang. Ainsi, quoique l'acide urique soit une des formes sous lesquelles les substances azotées s'éliminent de l'organisme, on le voit, il peut passer et il passe réellement sous une autre qui permet également que les atomes qui les constituaient sortent de l'organisme. L'urée elle-même, quoique les expériences ne soient pas encore concluantes, peut, en s'accumulant dans le sang, fixer les éléments de quatre molécules d'eau et se transformer en carbonate d'ammoniaque (1), auquel beaucoup

---

(1) Voici l'équation qui traduit cette réaction : $C^2 Az^2 H^4 O^2 + 4 HO = 2(Co^2, AzH^4 O)$. L'urée peut se trouver en quantité considérable dans le sang sans troubler le système nerveux ; on s'est trouvé conduit devant une difficulté, et c'est pour la tourner qu'on a imaginé de rapporter au carbonate d'ammoniaque les troubles graves de l'urémie. Mais les conditions de formation de ce sel dans le sang ne semblent pas différentes lorsqu'il y a beaucoup d'urée et lorsqu'il y en a peu; dans ces cas-là pourtant il ne se forme pas de carbonate d'ammoniaque. D'ailleurs, dans l'urémie, la présence du carbonate d'ammoniaque dans le sang n'est pas encore nettement démontrée.

d'auteurs sont tentés de rapporter les troubles de l'urémie. Mais la stabilité de ce sel, ainsi que de l'acide et de la base qui le forment, ne permet désormais qu'une seule transformation, c'est la séparation de ses deux éléments constitutifs, la mise en liberté de l'acide carbonique et la combinaison de l'ammoniaque à un autre acide plus puissant. Dans ce cas encore on suit une substance azotée qui, par des réactions successives, se rapproche de plus en plus des corps minéraux et tend sans cesse à se dédoubler, à se simplifier, à diminuer le nombre des corps simples qui le constituent, à donner naissance à des produits stables.

La complexité des matières organiques animales paraît donc avoir pour but, entre autres, de multiplier les réactions, d'engendrer des séries de produits, et, quoique nous n'empruntions au monde extérieur, pour nous alimenter, que des substances albuminoïdes, quelques matières grasses, des hydrates de carbone, et quelques principes minéraux, voyez néanmoins le nombre considérable des substances variées que l'analyse découvre dans l'organisme vivant. Les unes viennent évidemment d'une catalyse dédoublante, ce sont surtout celles de la désassimilation : les produits qui en résultent peuvent se combiner entre eux. D'autre part, des faits nombreux prouvent que les corps albuminoïdes sont susceptibles de se transformer dans l'organisme, aussi bien en matières grasses qu'en sucre et en d'autres produits ; d'autres faits établissent que les hydrates de carbone peuvent également se transformer en matières grasses (1).

---

(1) Lehmann, ouvrage déjà cité, p. 302. Malgré l'assertion de cet auteur, nous croyons que les preuves à l'appui de la transformation des substances albuminoïdes en corps gras ne sont pas encore suffisantes. Cette transformation est probable ; nous avons même prouvé (voir plus haut, p. 119) qu'en oxydant à une température de 40° environ de l'albumine, au moyen d'un mélange d'acide sulfurique et de peroxyde de manganèse, on pouvait engendrer toute la série des acides gras volatils ; mais, dans l'organisme vivant, la question est sinon indécise, du moins réclame de nouvelles études.

L'étude à laquelle nous voudrions consacrer quelques développements est encore toute à faire : on sait bien, d'une manière générale, qu'il s'accomplit des synthèses dans notre organisme, mais le plus souvent on ignore les intermédiaires qui relient les phénomènes entre eux. On ignore, par exemple, quels liens existent entre les aliments ingérés, les matériaux des organes qu'ils concourent à former, et les produits ultimes des sécrétions rejetés au dehors (acide carbonique, urée, etc.). C'est cette filiation qu'il convient aujourd'hui d'étudier : il est difficile de la saisir, et nous ne constatons que les résultats définitifs des permutations de l'organisme animal. Devant cette difficulté, on a suppléé à notre ignorance par des conjectures plus ou moins ingénieuses : certes, le désir de pénétrer les réactions vitales fait bien excuser ces hypothèses dont on a encombré la science, mais ne peut les faire adopter comme suffisantes à convaincre.

M. Berthelot (1) nous indique quelle est la marche à suivre dans cette étude, quels sont les problèmes à résoudre. «En général, dit-il, un principe immédiat naturel étant connu, on peut se proposer les trois problèmes suivants, qui s'enchaînent l'un avec l'autre :

«1° Reproduire synthétiquement ce principe par des procédés quelconques.

«2° Établir analytiquement les substances au moyen desquelles il prend naissance dans l'économie vivante; puis à l'inverse, le former par le moyen de ces mêmes principes, avec le concours des méthodes purement chimiques, et sans se préoccuper de savoir si ces méthodes sont compatibles avec les conditions des milieux organisés.

«3° Enfin étudier suivant quelles conditions véritables, suivant quel mécanisme, la formation du principe en question s'opère dans

(1) *Chimie organique fondée dans la synthèse*, t. II, p. 795.

les êtres vivants ; puis chercher à réaliser cette formation dans les mêmes conditions, et par un mécanisme pareil. »

En effet, il est indispensable de résoudre ces trois problèmes avant de songer à reconstruire par l'art le réseau des métamorphoses, à l'aide desquelles ces formations isolées se relient les unes aux autres, et de coordonner toutes les synthèses particulières dans un système commun et régulier, conforme à la succession réelle des mutations chimiques dans les êtres vivants.

Nous allons, avec l'aide de M. Berthelot lui-même, appliquer les règles qu'il a établies, à l'explication de quelques produits de synthèse animale. Ces exemples particuliers auront l'avantage de montrer combien sont difficiles et complexes les réactions vitales, mais avec quelle rigueur il faut procéder, si l'on ne veut s'exposer à être sans cesse arrêté par de fausses interprétations.

On sait que le glycocolle, glycollammine ou sucre de gélatine, se produit fréquemment par la décomposition des substances animales, sous l'influence des acides ou des alcalis concentrés ; on le remarque surtout comme produit de métamorphose de l'acide hippurique et des acides de la bile. Mais jamais on ne l'a trouvé à l'état de liberté dans l'économie animale. Néanmoins des réactions montrent, d'une manière incontestable, qu'il peut en dériver, même à l'état vivant. Il résulte de la décomposition de quelque autre principe de nos tissus ; mais on ignore sous l'influence de quel mécanisme et dans quels organes il est sollicité à se produire.

Comme la lactamine, la leucine, et les amides analogues, la glycollammine peut s'unir aux acides à la façon des alcalis, et les composés qui résultent de cette combinaison peuvent à leur tour perdre les éléments de l'eau, et constituer ainsi des amides secondaires et des amides tertiaires. Plusieurs d'entre eux se rencontrent dans l'économie vivante ; tels sont notamment l'acide hippurique, l'acide cholique, l'acide hyocholique. Par une contre-épreuve, tous ces corps se résolvent en acides divers et en glycocolle, avec fixation des éléments de l'eau.

Nous devons noter que ces combinaisons ont pour résultat de fixer, de stabiliser le glycocolle, et de l'empêcher de parcourir d'autres phases par lesquelles peuvent passer les substances azotées : ce n'est qu'à l'aide de semblables combinaisons, qu'on peut connaître les formes diverses et apprécier les mutations des corps organiques.

Parmi les composés que la glycollammine ou glycocolle forme avec les acides, dans l'organisme vivant, le seul dont on ait établi rigoureusement la constitution, à l'aide des méthodes synthétiques, est l'acide hippurique ou acide glycollammibenzoïque :

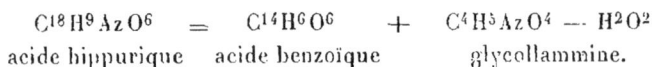

$$C^{18}H^9AzO^6 \quad = \quad C^{14}H^6O^6 \quad + \quad C^4H^5AzO^4 - H^2O^2$$
acide hippurique   acide benzoïque   glycollammine.

L'analyse apprend que cet acide hippurique renferme du carbone, de l'hydrogène, de l'oxygène, et de l'azote; sa formule est $C^{18}H^9AzO^6$. Les réactifs lui font subir une multitude de dédoublements remarquables, qui ont conduit à en opérer la synthèse; ainsi :

1° La distillation de ses sels fournit de la benzine, $C^{12}H^6$, c'est-à-dire un dérivé de l'acide benzoïque.

2° L'action de l'acide sulfurique et du bioxyde de manganèse, celle même de l'acide sulfurique seul, changent l'acide hippurique, dans ce même acide benzoïque, $C^{14}H^6O^4$.

3° Le bioxyde de plomb donne naissance au benzamide, $C^{14}H^7AzO^2$.

Ces réactions conduisent à admettre, dans l'acide hippurique, la préexistence des éléments prochains de l'acide benzoïque, ou d'un corps apte à lui donner naissance.

Sous l'influence de la potasse et sous celle de l'acide chlorhydrique, l'acide hippurique produit non-seulement de l'acide benzoïque, mais aussi de la glycollammine, $C^4H^5AzO^4$.

Toutes ces épreuves analytiques montrent que l'on peut tenter d'unir la glycollammine et l'acide benzoïque, pour reproduire l'acide hippurique. Or c'est ce qui réellement a lieu par nos pro-

cédés ordinaires de laboratoire : on produit d'abord la glycollammine ou amide glycollique, dont la synthèse peut être représentée
par la formule suivante :

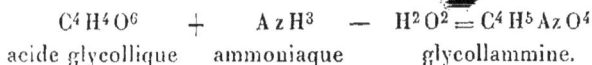

$$C^4 H^4 O^6 \quad + \quad A z H^3 \quad - \quad H^2 O^2 = C^4 H^5 A z O^4$$
$$\text{acide glycollique} \quad \text{ammoniaque} \qquad \text{glycollammine.}$$

Puis on unit cette glycollammine avec l'acide benzoïque naissant :

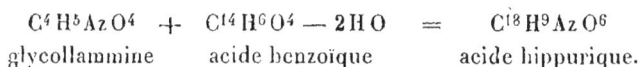

$$C^4 H^5 A z O^4 \quad + \quad C^{14} H^6 O^4 - 2 H O \quad = \quad C^{18} H^9 A z O^6$$
$$\text{glycollammine} \qquad \text{acide benzoïque} \qquad \text{acide hippurique.}$$

Est-ce par des réactions semblables que l'acide hippurique naît
au milieu de nos tissus vivants ? Depuis longtemps on sait que l'acide
hippurique est contenu, à l'état normal, dans l'urine des animaux
herbivores : parmi les mammifères, ce sont en effet les seuls qui
produisent cette substance dans les conditions normales de leur
existence. Les carnivores au contraire n'en produisent point ; cependant ils en éliminent par leurs urines, si l'on mélange avec leurs
aliments de l'acide benzoïque : on est donc conduit à penser que
c'est précisément l'acide benzoïque ingéré qui a concouru à le produire ; conséquence qui acquiert une nouvelle force, une nouvelle
rigueur, par ce que l'analyse nous a déjà appris. D'ailleurs quelques
expériences directes viennent lever tous les doutes. On pourrait en
effet objecter au résultat précédent, que l'acide hippurique excrété
ne provient que d'une coïncidence, l'un des acides provoquant la
formation de l'autre, sans y concourir par sa propre matière : ob-
jection qui peut paraître sérieuse, si l'on songe que l'acide hippurique peut exister accidentellement dans les urines des animaux,
même alors qu'ils n'ont pas avalé d'acide benzoïque. Si donc, au
lieu de donner à un animal carnivore de l'acide benzoïque, on lui
fait ingérer des substances analogues, mais qui ne se rencontrent
jamais à l'état normal dans l'organisme, l'équivoque ne sera plus

17

possible : qu'on se serve, par exemple, de l'acide toluique, $C^{16}H^8O^4$, les urines ne renfermeront point d'acide hippurique, mais de l'acide tolurique, $C^{20}H^{11}AzO^6$, c'est-à-dire un corps qui présente, vis-à-vis de l'acide toluique, la même relation que l'acide hippurique vis-à-vis de l'acide benzoïque. En effet, l'acide toluique est formé par la combinaison de la glycollammine avec l'acide toluique :

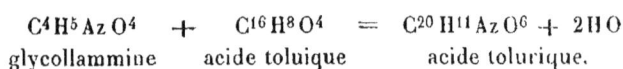

$$C^4H^5AzO^4 \quad + \quad C^{16}H^8O^4 \quad = \quad C^{20}H^{11}AzO^6 \; + \; 2HO$$

glycollammine   acide toluique   acide tolurique.

Au lieu de l'acide toluique, on peut encore faire ingérer de l'acide cuminique : on obtiendra l'acide cuminurique :

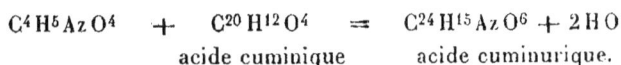

$$C^4H^5AzO^4 \quad + \quad C^{20}H^{12}O^4 \quad = \quad C^{24}H^{15}AzO^6 + 2HO$$

acide cuminique   acide cuminurique.

L'acide salicylique provoquera la formation de l'acide salicylurique :

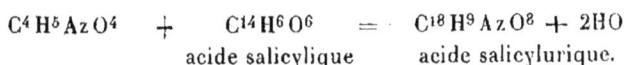

$$C^4H^5AzO^4 \quad + \quad C^{14}H^6O^6 \quad = \quad C^{18}H^9AzO^8 + 2HO$$

acide salicylique   acide salicylurique.

L'acide anisique déterminera la formation de l'acide anisurique :

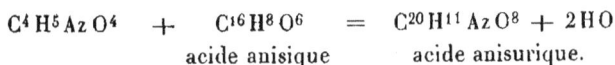

$$C^4H^5AzO^4 \quad + \quad C^{16}H^8O^6 \quad = \quad C^{20}H^{11}AzO^8 + 2HO$$

acide anisique   acide anisurique.

Dans tous les cas, la relation entre l'acide ingéré et l'acide excrété est la même que celle qui existe entre l'acide benzoïque et l'acide hippurique.

On trouve une nouvelle conformation de tous ces principes dans l'acide nitrobenzoïque, qu'on fait ingérer à un animal carnivore : cet acide est artificiel, et n'a point d'analogue dans l'économie des êtres vivants ; on l'obtient, comme on sait, par l'action de l'acide

nitrique, concentré sur l'acide benzoïque : sa formule est $C^{14}H^5AzO^8$.
Les carnivores qui ont ingéré de cet acide éliminent par leurs
urines de l'acide nitrohippurique, c'est-à-dire une substance formée
par l'union de l'acide nitrobenzoïque avec la glycollammine.

Ainsi, il ne peut y avoir de doute, l'acide hippurique rendu par
les animaux qui ont digéré de l'acide benzoïque provient réellement de cet acide benzoïque.

Du même coup, cette synthèse de l'acide hippurique dans l'organisme vivant apprend que la glycollammine doit nécessairement
exister dans l'économie. Si, de plus, on considère sa composition
essentiellement différente de celle des substances azotées que nous
ingérons, sa combinaison naturelle à l'état d'acide hippurique, chez
les animaux herbivores, la présence constante, continuelle de l'acide
hippurique dans l'urine de ces animaux, on admettra volontiers que
la glycollammine est un produit de désassimilation de nos tissus
mêmes.

Il est plus que probable que la glycollammine est un des facteurs
des acides cholique et hyocholique, qu'on retrouve dans la bile dont
ils sont des produits caractéristiques. On n'a pas encore cherché
à les reproduire à l'aide des méthodes synthétiques ; mais l'acide
cholique peut se résoudre en glycollammine et en acide cholalique :

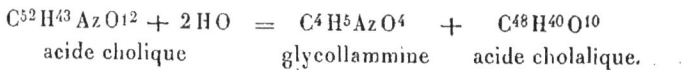

$$C^{52}H^{43}AzO^{12} + 2HO = C^4H^5AzO^4 + C^{48}H^{40}O^{10}$$
acide cholique   glycollammine   acide cholalique.

Et l'acide hyocholique peut se résoudre semblablement en acide
hyocholalique et glycollammine :

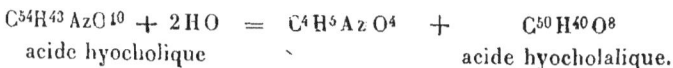

$$C^{54}H^{43}AzO^{10} + 2HO = C^4H^5AzO^4 + C^{50}H^{40}O^8$$
acide hyocholique   acide hyocholalique.

Ce n'est pas dans le sang même que se produit la glycollammine :
elle peut s'y trouver à l'état d'acide hippurique, ou dans la bile, à

l'état d'acide cholique et d'acide hyocholique; on voit d'ailleurs qu'elle se produit fréquemment par la décomposition des substances animales, sous l'influence des acides ou des alcalis concentrés : on est donc conduit à admettre que, dans l'organisme vivant, elle se forme aux dépens non pas de substances immédiatement puisées dans le sang, mais de celles qui se sont déjà métamorphosées en membranes de cellules. Ainsi, celles-ci sont capables de fournir à la fois des principes tels que l'acide hippurique, qui caractérise l'urine des herbivores; ou bien d'autres, tels que les acides cholique et hyocholique, qui caractérisent la bile : remarque importante, ce nous semble, et montrant la liaison ou l'analogie qui existe entre les phénomènes de nutrition et ceux des sécrétions. De plus, que ce soit dans le sérum ou dans les liquides des sécrétions, les substances provenant des tissus et des organes sont à l'état de dissolution : nous sommes ainsi ramené, mais avec quelque fondement, et des notions plus précises, à la doctrine que professaient Wilbrand et Dœllinger, et dont Eberle a fait une application partielle aux sécrétions (1) : d'après Eberle, tous les liquides sécrétés provenaient de la fluidification des organes, qui sans cesse se renouvelaient par le sang : le suc gastrique, par exemple, n'était autre chose que le produit de la muqueuse stomacale fluidifiée.

(1) Voir la partie historique de ce travail ainsi que l'article *Nutrition* du *Répertoire général des sciences médicales*.

$C_4 H^5 A_2$